望京醫鏡

胡荫奇

风湿病临证精要与方药心悟

曹　炜　刘燊仡　胡　悦 / 主编

胡荫奇 / 主审

北京科学技术出版社

图书在版编目（CIP）数据

风湿病临证精要与方药心悟 / 曹炜，刘燊仡，胡悦
主编. -- 北京：北京科学技术出版社，2025. -- ISBN
978-7-5714-4415-0

Ⅰ. R259.932.1

中国国家版本馆 CIP 数据核字第 2025RX5032 号

策划编辑：张露遥
责任编辑：安致君
责任印制：李　茗
封面设计：米　乐
版式设计：美宸佳印
出 版 人：曾庆宇
出版发行：北京科学技术出版社
社　　址：北京西直门南大街 16 号
邮政编码：100035
电　　话：0086-10-66135495（总编室）　　0086-10-66113227（发行部）
网　　址：www.bkydw.cn
印　　刷：北京中科印刷有限公司
开　　本：850 mm×1168 mm　　1/32
字　　数：90.3 千字
印　　张：4.75
版　　次：2025 年 3 月第 1 版
印　　次：2025 年 3 月第 1 次印刷
ISBN 978-7-5714-4415-0

定　　价：69.00 元

望点醫鏡

编写委员会

顾　问

黄璐琦　朱立国　孙树椿

主　任

李　浩　高景华

副主任（按姓氏笔画排序）

全洪松　杨克新　张　清　赵　勇　俞东青　曹　炜
谢　琪　薛侗枚

指导委员会 （按姓氏笔画排序）

朱云龙　刘祖发　安阿玥　杨国华　肖和印　吴林生
邱模炎　张　宁　张世民　张兴平　陈　枫　周　卫
胡荫奇　夏玉清　徐凌云　高　峰　程　玲　温建民
魏　玮

组织委员会 （按姓氏笔画排序）

丁品胜　于　杰　于忱忱　王　敏　王朝鲁　叶琰龙
朱雨萌　朱钟锐　刘光宇　刘劲松　刘桐辉　孙　婧
张　茗　张兆杰　金秀均　郎森艳　徐一鸣　焦　强
魏　戌

工作委员会 （按姓氏笔画排序）

王　浩　王宏莉　王尚全　王春晖　王德龙　冯敏山
朱光宇　刘　涛　刘世巍　刘惠梅　刘燊仡　张　平
张　然　张　磊　范　肃　秦伟凯　栾　洁　高　坤
郭　凯　梁春玲　蒋科卫　谭展飞　潘珺俊

《风湿病临证精要与方药心悟》
编 者 名 单

主 审

胡荫奇

主 编

曹 炜　刘燊仡　胡 悦

副主编

李 征　王宏莉　申洪波　董宏生　赵 敏

编 者 （按姓氏笔画排序）

王义军　　王天鸽　白云静　刘 洋　李光宇　杨怡坤

欧阳贵淑　唐先平

中医药学包含着中华民族几千年的健康养生理念及其实践经验，是中华文明的瑰宝，凝聚着中国人民和中华民族的博大智慧，是中华民族的伟大创造。作为世界传统医药的杰出代表和重要组成部分，自古以来，中医药以其在疾病预防、治疗、康复等方面的独特优势，始终向世界传递着中华民族的生命智慧和哲学思想，为推动人类医药卫生文明作出了巨大贡献。党中央、国务院历来高度重视中医药工作，党的十八大以来，中医药传承发展进入新时代，中医药高质量发展跑出"加速度"。每一个中医药发展的高峰，都是各时期中医药人才在传承创新中铸就的，历代名医大家的学术经验是中医药学留给我们的宝贵财富，应当"继承好、发展好、利用好"。

中国中医科学院望京医院（简称"望京医院"）历经四十余年的传承发展和文化积淀，学术繁荣、名医荟萃，尤其是以尚天裕、孟和为代表的中医骨伤名家曾汇聚于此，留下了许多宝贵的临证经验、学术思想、特色疗法。为贯彻落实党中央、国务院有关中医药传承创新发展的战略部署，望京医院以"高水平中医医院建设项目"为契机，设立"名老医药专家学术经验传承"专项，成立丛书编写委员会，编撰"望京医镜"系列丛书。本套丛书旨在追本溯源、立根铸魂，挖掘整理名医名家经验，探寻中医名家传承谱系及其学术发展脉络，促进传承经验的多途径转化。丛书记录了诸多鲜活的医论、医案、医方，是望京医院中医名家毕生心血经验之凝结，且对中医药在现代医学体系中的价值进行了深入探讨和崭新诠释，推动了中医理论发展，是兼具传承性、创新性、实用性和系统性的守正创新之作，可以惠及后辈、启迪后学。

医镜者，"晓然于辨证用药，真昭彻如镜"，希望"望京医镜"丛书能让广大中医药工作者读后有"昭彻如镜"之感。相信本套丛书的出版能使诸多中医名家的经验成果、思想精髓释放出穿透岁月、历久弥新的光彩，为促进中医药学术思想和临床经验的传承，加快推动中医药事业传承创新发展、共筑健康中国贡献智慧和力量。

中国工程院院士
中国中医科学院院长

2024 年 10 月

朱　序

　　中医药学是中华文化智慧的结晶，在几千年与疾病的斗争中不断发展壮大，成为维护人类健康的重要力量。中医药的整体观念与辨证施治的思维模式具有丰厚的中国文化底蕴，体现了自然科学与社会科学、人文科学的高度融合和统一，这正是中医药顽强生命力之所在，也是中医药发挥神奇功效的关键。其实践历经数千年而不衰，并能世代传承不断发展，与经得起检验的良好临床疗效密不可分。

　　《"健康中国2030"规划纲要》明确提出要"充分发挥中医药独特优势"，弘扬当代名老中医药专家的学术思想和临床诊疗经验，推进中医药文化传承与发展。"望京医镜"系列丛书的编写正是我院推进中医药传承与创新的一项重要举措。

　　本套丛书的编写得到了中国中医科学院及望京医院各级领导的大力支持，涵盖骨与关节退行性疾病、风湿病、老年病、心血管病、肾病等专科专病，将我院全国名老中医、首都名中医等专家的临证经验、学术思想、用药经验、特色疗法等进行了挖掘与整理，旨在"守正创新、传承精华"，拓展中高级中医药专业技术人员的专业知识和技能，提升专业水平能力，更好地满足中医药事业传承发展需求和人民健康需要。

本套丛书不仅是对临床经验的系统梳理与总结，更是对中医药在现代医学体系中的价值进行的深入诠释与再认识。这些积累与研究，旨在推动中医药在专科专病方面取得更大的进展，并为现代医学提供更加广泛和深刻的补充与支持。

希望本套丛书能为中医药学术界提供启发，成为从事科学研究和临床工作的中医专业人员的有益参考，同时为患者带来更加有效的治疗方案，贡献中医药的智慧与力量。

中国工程院院士

2024 年 9 月

孙　序

中医药学是中国古代科学的瑰宝，也是打开中华文明宝库的钥匙。习近平总书记号召我们中医药工作者要"把中医药这一祖先留给我们的宝贵财富继承好、发展好、利用好，在建设健康中国、实现中国梦的伟大征程中谱写新的篇章"。

中国中医科学院望京医院成立于 1997 年，秉承"博爱、敬业、继承、创新"的院训精神，不断发展，目前已经成为一所以中医骨伤科为重点，中医药特色与优势显著，传统与现代诊疗技术相结合的三级甲等中医医院。历任领导非常重视对名医学术思想的挖掘与传承工作。本次由望京医院组织编写的"望京医镜"系列丛书，就是对建院以来诸多名医名师临证经验和典型医案的全面总结。

本套丛书覆盖了中医临床多个学科，从临床案例到理论创新，都作了较为详尽的论述，图文并茂，内容丰富，在注重理论阐述的同时，也强调了临床实践的重要性；同时深入剖析了名医们的医术精髓，揭示其背后的科学原理与人文关怀。本套丛书汇聚了众多中医领域的权威专家学者参与编写，他们不仅学术造诣深厚，更在临床实践中积累了丰富的经验。正是由于这些专家的鼎力支持，本套丛书才既具有学术权威性，又贴近临床实际，具有很高的实用价值。

相信本套丛书的出版与发行必将对中医学科的传承发展大有裨益，愿为之序。

全国名中医
中国中医科学院首席研究员

2024 年 10 月

　　20 世纪 70 年代末，百废待兴、百业待举，为推广中西医结合治疗骨伤科疾病的临床经验，在周恩来总理、李先念副总理等老一辈党和国家领导人的关怀下，成立了中西医结合治疗骨关节损伤学习班，集结了冯天有、尚天裕等一批杰出的医学大家，随后成立了中国中医研究院骨伤科研究所（简称"骨研所"），全国中西医骨伤名家齐聚，开辟了以爱兴院、泽被苍生、薪火相传的新篇章。凡此种种，都发生在北京东直门海运仓的一座小楼内；但与这座小楼相距不过十余里的一片村落与田地中，有一所中医院校与一所附属医院也在冒芽待生。

　　当时，"望京"还是一片村落，并不是远近闻名的"北京发展最快区域""首都第二 CBD"，其中最核心的区域"花家地"还是一片农田，其命名来源是"花椒地"还是"苇家地"都已难以考证；但无论是"花家地"还是"花椒地"，地上种的究竟是不是花椒已不重要，人们对于这片土地的热爱与依赖，成为了这片土地能够留下名字的重要原因。20世纪80年代后期，花家地的"身份"迎来了360度转变，并在20世纪90年代一跃成为当时北京人口最密集、规模最大的居民区，唯一的现代化社区，曾被冠名为"亚洲最大的住宅社区"。其飞速发展和惊人变化，用"日新月异"来形容都略显寡淡。那田地中的院校，也从北京针灸学院更名为了北京针灸骨伤学院，成为了面向国内外培养中医针灸和骨伤科高级人才的基地；那田地中的医院，也建起了宏伟的大楼，满足着望京众多百姓的就医需求。1997年，中国中医研究院骨伤科研究所、北京针灸骨伤学院骨伤系、北京针灸骨伤学院附属医院合并，正式成立中国中医研究院望京医院，后更名为中国中医科学院望京医院。

时至今日，骨研所、骨伤系、附属医院的脉络赓续相传，凝聚成望京医院发展壮大的精神血脉，凝聚在"博爱、敬业、继承、创新"的院训精神中，更希望可以凝聚在一套可以流传多年、受益后人的文字之中，所以我们组织全院之力编纂了这套丛书，希望可以凝练出众多前辈的学术思想、医德仁术，为后生所用、造福患者。这套丛书汇集了尚天裕、孟和、蒋位庄、朱云龙、孙树椿等老一辈名医的经验，收录了朱立国、刘祖发、安阿玥、李浩、杨国华、肖和印、吴林生、邱模炎、张宁、陈枫、周卫、赵勇、胡荫奇、夏玉清、徐凌云、高峰、曹炜、程玲、温建民、魏玮等中生代名医的经验。丛书名为

"望京医镜"，医镜者，医者之镜也。我们希望通过著书立说，立旗设镜，映照出名老医药专家的专长疗法、学术思想、人生体悟，启示后人，留下时代画卷中望京医院传承脉络浓墨重彩的一笔，成为医学新生代可学可照之明镜，将"继承好、发展好、利用好"中医药传承创新落到实处。

丛书编写委员会

2024 年 10 月

　　风湿性疾病目前已成为严重危害人类健康的一类疾病，其防治已引起国内医药学界的广泛重视。中医风湿病理论源远流长，早在《黄帝内经》成书之前人类就对风湿病有了一定的认识和防治经验。之后《黄帝内经》揭其纲要，《伤寒论》《金匮要略》等历代医家论著加以丰富发展，使其从理法方药等方面不断完善。2000 多年来，中医风湿病学已逐渐成为一门独立学科。特别是经过近代医家的努力，中医药学术蓬勃发展，中医学家、中西医结合专家对中医风湿病的研究不断深入，无论是在基础研究方面还是在应用研究方面都取得了可喜成果。我从事中医风湿病的临床、科研工作六十余载，在成长道路上得到了恩师路志正、谢海洲的亲授指导，加上自身的临床实践，对风湿病的中医论治略有所得，不觉已至耄耋之年，我也希望能将我的临床所得传给从事中医风湿病诊疗的学子们，更希望他们在传承的基础上有所创新。

本书是我行医六十余载以来，对中医药治疗风湿病的临床总结荟萃，各章节作者均为我的弟子传人，他们均是在中西医结合防治风湿病领域务实工作多年的临床一线医师。他们将跟随我出诊过程中的所学所想进行总结归纳，提炼出我应用中医药论治风湿病的学术思想及临证经验并介绍给大家，希望对各位读者同道有所裨益。

胡荫奇

2024 年 11 月

　　中医风湿病的发展是一个复杂而长期的过程。《黄帝内经》《伤寒论》《金匮要略》等经典中医文献中就有关于风湿病的记载和描述。随着中医理论的不断完善和实践经验的积累，中医风湿病的理论和治疗方法不断完备，为后来的学科发展奠定了基础。近代以来，随着西方医学的传入和中西方医学的交流，中医开始吸收和借鉴西医的先进理念和技术，中医风湿病学科发展也进入了一个崭新的阶段。在这个阶段，除了传统的中医学理论传承，中医也开始注重临床研究，并与现代病理学、药理学、免疫学研究相结合，注重循证医学的实践，进一步提高中医治疗风湿病的效果和科学性。

　　胡荫奇教授是 1978 年我国恢复研究生考试后的第一批中国中医研究院的研究生，学习过程中得到了当时的一批国家级名老中医，如岳美中、方药之、任应秋、刘渡舟、朱良春、颜德馨、邓铁涛、孟澍江等亲自授课。1981 年研究生毕业后被分配到中国中医研究院广安门医院，跟随路志正、谢海洲、赵金铎、刘志明等名医查房、出诊、抄方，师诸老之学，博采众长，逐步形成自身独特的中医诊疗思路。此时又恰逢现代风湿病学理论引入中国，胡荫奇教授积极学习西医的诊断、治疗方法以及基础医学研究成果，加强与国际同行的学术交流，中西贯通融合，在国内率先提出了中医风湿病的三级诊断模式，主张将风湿病的中医辨病与辨证施治相结合，在治疗中强调以中医证候为核心，将宏观辨证与实验室微观指标有机结合，推动中医证候规范化发展，提高了临床疗效，形成了独具特色的中医风湿病诊疗体系。

名老中医是中医领域的杰出代表，他们积累了丰富的临床经验，形成了独特的诊疗风格和治疗方法。这些方法在某些情况下可能比西医更具优势。跟随名医学习，传承名老中医的经验，可以进一步挖掘和整理这些方法，为中医风湿病的治疗提供更多的选择和思路。为此，我们组织编写了这本《风湿病临证精要与方药心悟》。为了把胡荫奇教授论治风湿病的学术思想、名医经验及用药心得传授给读者，并启发读者的思维，指导临床实践，本书在编写时以实用、简明为原则，偏重临床实用性，摒弃了无关的古文引证和证候病机分析等内容。本书分为学术思想体系、临证经验、用药心得与验案精选四部分，力求通过精练的语言、充实扼要的内容，让各位同道快速提升临床诊疗技能和诊疗思维水平。传承名老中医的经验，并不断地延续和发展，来推动中医风湿病的学科发展，也是胡荫奇教授的心愿。

　　本书的编写者均为胡荫奇教授的学生及学术继承人，大家在编写过程中，几易其稿，力求从临床实用出发，使其对医疗工作者临床诊疗风湿病有所裨益。但由于编者们水平所限，书中缺漏和不当之处在所难免，敬请广大读者批评指正。

　　本书在编写过程中得到了中国中医科学院望京医院、北京科学技术出版社等有关单位的大力支持，在此一并表示衷心的感谢。

曹　炜

2024 年 10 月

ACR	美国风湿病学会
ALB	白蛋白
ANA	抗核抗体
ApoA1	载脂蛋白 A1
ASO	抗链球菌溶血素 "O"
Ca^{2+}	血清钙
CAST	尿管型
CK	肌酸激酶
CRE	肌酐
CRP	C 反应蛋白
EC	上皮细胞
ESR	红细胞沉降率
EULAR	欧洲抗风湿病联盟
Fib	纤维蛋白原

HBDH	α-羟丁酸脱氢酶
HCT	红细胞压积
HGB	血红蛋白
IgA	免疫球蛋白 A
IgG	免疫球蛋白 G
IgM	免疫球蛋白 M
LDH	乳酸脱氢酶
LYM	淋巴细胞百分比
MSCT	多层螺旋 CT
NEUT#	中性粒细胞绝对值
NEUT%	中性粒细胞百分比
RA	类风湿关节炎
RBC	红细胞
RF	类风湿因子
TGF-β1	转化生长因子 β1
WBC	白细胞
抗 ds-DNA 抗体	抗双链 DNA 抗体

目　录

第一章　学术思想体系 / 1

一、论治风湿病的学术主张 / 1

二、风湿病临床用药匠心独运 / 4

三、学术成就 / 7

第二章　临证经验 / 8

一、治疗类风湿关节炎经验 / 8

二、治疗强直性脊柱炎经验 / 18

三、治疗干燥综合征经验 / 31

四、治疗痛风经验 / 37

五、治疗成人斯蒂尔病经验 / 44

六、治疗硬皮病经验 / 48

七、治疗产后痹经验 / 57

第三章　用药心得 / 63

一、治疗类风湿关节炎对药 / 63

二、治疗强直性脊柱炎对药 / 66

三、治疗干燥综合征对药 / 69

四、治疗痛风对药 / 72

五、治疗硬皮病对药 / 75

第四章　验案精选 / 81

一、类风湿关节炎 / 81

二、强直性脊柱炎 / 94

三、干燥综合征 / 103

四、系统性硬化症 / 110

五、成人斯蒂尔病 / 115

第一章　学术思想体系

一、论治风湿病的学术主张

（一）主张风湿病诊断的规范化——提出中医风湿病的三级诊断模式

中医风湿病，也称作痹病。由于历史原因和地域差异，对痹病的命名与诊断缺乏统一性，从而影响了痹病治疗效果、科研成果的可重复性及推广。为了改善这种局面，胡荫奇教授在国内首先提出中医风湿病的三级诊断模式，即病类—二级病名—证候（含症状、体征、舌脉、理化检查等）。如中医风湿病或痹病（病类）—尪痹（二级病名）—肝肾亏虚、瘀血阻络证（证候）。依此模式将中医辨证施治与辨病施治相结合，在中医辨证用药的基础上，借鉴西医对风湿免疫病的机制认识和诊断治疗原则，选用一些经现代药理研究证实对风湿病具有针对性治疗作用的中药，明显提高了临床治疗效果。

（二）主张风湿病活动期当从湿热毒瘀论治

胡荫奇教授抉《黄帝内经》痹病理论之遗蕴，申其新义，从湿热毒瘀审视痹病，提出风湿病活动期当从湿热毒瘀论治。在临床上，急性期痹病多表现为湿热或热毒阻络证，此时治疗不应拘于"风寒湿三气杂至，合而为痹"的论述，一见痹辄投祛风散寒除湿之品，而应从湿热毒瘀论治风湿病急性期。如类风湿关节炎、强直性脊柱炎等急性发作期多以湿浊热毒内蕴为主要病理基础，湿浊郁久蕴热化毒，流注关节、阻滞筋脉骨节即为急性痛风性关节炎发生的病因病机，治疗在注重清热利湿解毒的同时，佐以活血通络，往往能取得良好的疗效。

（三）针对反复发作的风湿病主张从伏邪论治

风湿病病情顽固，缠绵难愈，且常反复发作，即使临床治愈后，也每因季节交替、天气突然变化或阴雨天而感关节疼痛甚至周身不适。胡荫奇教授认为，风湿病的发生多与伏邪有关，主张从伏邪论治风湿病，提出六淫之邪均可"伏而致病"，其临床表现各不相同，治法各异。免疫功能紊乱是许多风湿免疫病共同的致病因素，胡荫奇教授认为从中医学角度来讲，免疫功能紊乱与伏邪致病有很多相似之处。风湿免疫类疾病发生与免疫复合物和自身抗体形成有重要关系。这些免疫复合物和自身抗体是受外来抗原（如病原微生物等），或一些自身抗原刺激才产生和出现的，一旦形成而没有及时清除，人体就处于异常免疫状态，当再次受到相同抗原刺激时疾病复发。从中医学角度来看，这些免疫复合物和自身抗体可以归属于"伏邪"范畴，其导致发病的机制与伏邪受外邪引诱而发病的机制相似。

（四）主张病证结合、以病统证、分期制宜

胡荫奇教授针对不同病种的临床表现特点，提出以病证结合为基础，突出中医药优势的诊疗辨证用药思路与方法。病证结合是辨病与辨证相结合，以病统证。在临床实践中，首先应尽量明确西医"病"的诊断，因为西医病名一般诊断较明确，机制认识比较清晰，在此基础上进行中医辨证论治研究，更切合临床实际。更重要的是，一个比较明晰的病因、病理环境更有利于进一步研究"证"的实质。因为证只是在一定程度上反映疾病的本质，不可能脱离"病"去研究"证"。所以运用现代医学方法及早明确诊断是首要任务，然后再按中医的辨证思维分型论治，"先辨病，再辨证，以病统证"，可以更好地把握疾病的内在规律、严重程度和治疗时机，根据疾病的轻重缓急和不同阶段，选择适当的治疗方法，即分期制宜。总之病证结合是以辨病为纲，以辨证为目，以病统证，分期制宜。

（五）主张辨证论治，以证候为核心

治疗风湿性疾病时，胡荫奇教授提出临证不可为病名所惑，首记辨证论治。主张"证"的辨识才是诊疗的关键，临证应抓住"证候"这一核心，以辨证论治为主，辨证与辨病相结合。诊疗过程中遵循"法随证立，方由法出，理法方药一脉相承"，提出治病首先要辨证求因，然后再分证论治。如在辨证治疗肌痹中巧妙地将脏腑辨证与三焦辨证融合，以脏腑辨病位，结合上、中、下三焦辨证确立治疗原则：病在上焦者，病位在肺，宜解肌宣痹清热；病在中焦者，病位在脾胃，宜清热利湿解毒；病在下焦者，病位在肝肾，宜益气血补肝

肾。这样避免了临床分型复杂化，使临床运用简便有效。

（六）主张宏观辨证与微观辨证的有机结合

中医对疾病的诊断，主要根据医生长期的实践经验，结合望、闻、问、切来对疾病的症状进行类比，由于缺乏客观的手段，在诊疗中对于同一证候所获得的信息不尽相同，因而诊断的证候也往往不一致，导致同一疾病的中医证候分类混乱。胡荫奇教授提出借助现代科学手段，从微观的角度观察证候的特点，在主观研究中引入客观指标，并研究同一证候在不同疾病中的相同点，以及不同证候在同一疾病中的不同点，建立微观辨证标准。这样不仅提高了辨证的准确度和特异性，还补充了宏观辨证的不足，既有助于揭示中医证候的本质，又有助于中医证候的规范化。

他在此基础上逐步建立起一套基于微观辨证的标准化体系，这一体系不仅能够提高中医诊断的准确性和可靠性，还有助于推动中医临床实践的规范化。此外，微观辨证的研究还有助于发掘传统中医理论中的科学内涵。通过将宏观辨证与微观辨证相结合，可以更全面地揭示中医证候的复杂性和多样性，从而推动中医理论的创新和发展。

二、风湿病临床用药匠心独运

（一）善用虫类药化痰逐瘀止痛

风湿病病程日久，痰瘀痹阻关节骨骼，此时非一般草木所能奏效，需借虫蛇之走窜搜剔之功，穿透筋骨，祛浊逐瘀，方可使邪去正复。在使用虫类药物时，胡荫奇教授提出在辨证准确的前提下，注重整体观念和辨证论治，将虫类药物与其他药物相配伍，以达到标本兼治的目的。并注重调理气血，增强机体抵抗力，防止疾病的复发。同时强调此类药物不宜过量使用，应中病即止，遵循"邪去而不伤正，效捷而不猛悍"的原则，以免损伤正气。

（二）对药、角药配伍，协同增加疗效

胡荫奇教授深谙药性，兼通药理，尤其是将中药四气、五味、归经理论熟练应用于临床组方、配伍之中，在风湿病治疗中，常常选择对药、角药配合应用，这些药物或相辅相成，或去味取性，或去性取味，配伍巧妙，疗效卓著，既可增强药力，又可全面照顾病情，还可减轻或消除药物的毒性及副作用。胡荫奇教授用药不仅符合中医"七情"配伍原则，还有对现代药理学新进展的灵活应用，将中医学"阴平阳秘""以平为期"的大智慧体现得淋漓尽致。

（三）用药平和，讲求阴阳平调

胡荫奇教授主张风湿病治疗用药宜平和，清热除湿类药物多苦寒之品，易耗伤正气，故在祛风除湿、清热解毒通痹治疗时强调顾护正气。瘀血痹阻贯穿风湿病整个发病过程中，疾病后期常用补益之品，但补益药多偏静，故主张以通为用，配伍活血之品促进血运，寓通于补，补而不滞。

（四）循古续今，融会贯通

1. 辨证论治，结合现代药理研究成果

辨证论治是中医诊疗方法的核心，其核心在于"证"的辨析与"治"的决策，它是中医个体化治疗思想的体现，也是中医临床实践的精髓。胡荫奇教授在临床治疗风湿病时，循古而不拘于古，强调在符合中医辨证论治原则的前提下，要擅于选用一些经现代药理研究证实对风湿病具有针对性治疗作用的药物，以提高治疗效果。

2. 整体治疗，注重内外合治

整体治疗，强调内外合治，是中医智慧的精髓所在，也是胡荫奇教授在临床实践中始终坚持并深入探索的理念。他认为，人体是一个复杂的系统，各个部分之间相互关联、相互影响，疾病的发生往往不是单一因素所致，而是多种因素共同作用的结果。因此，在治疗过程中，需要综合考虑患者的体质、病情、环境等多方面因素，采用多种治疗手段，达到内外合治、标本兼顾的效果。

整体治疗不仅体现在治疗思路的整体性上，更体现在治疗手段的多样性上。内外合治原则是整体治疗的重要手段之一。人体的内在环境和外部环境是相互影响的，因此，在治疗过程中，需要同时关注患者的内在环境和外部环境，通过调整饮食、作息及锻炼等方式，同时结合针灸、推拿、中药等治法来调和气血、疏通经络，达到内外合治的目的。

三、学术成就

（一）科研创新，硕果累累

胡荫奇教授主持"七五"国家科技攻关计划课题、首都医学发展科研基金重点支持项目等多项重大科研项目，其中"类风湿性关节炎中医证候的现代研究"荣获中国中医科学院科技进步三等奖，"早期类风湿性关节炎临床常见证候中六种自身抗体的临床表达特征"荣获中华中医药学会科学技术三等奖。编撰论著30余部，其中《实用中医风湿病学》获国家中医药管理局中医药基础研究三等奖，《痹病古今名家验案全析》获中华中医药学会科学技术奖中的优秀著作奖。

（二）成果转化，福泽社会

秉承"医者仁术"之理，胡荫奇教授针对痹病（风湿性疾病）的特点，于20世纪80年代初即研发了治疗痹病的系列药物，如尪痹冲剂、寒湿痹冲剂、湿热痹冲剂、寒热错杂痹冲剂、瘀血痹冲剂等药，开创了中医病证结合系列药物研究之先河。至今，该系列药物仍广泛地应用于临床，疗效显著，产生了巨大的社会效益和经济效益。

第二章 临证经验

一、治疗类风湿关节炎经验

类风湿关节炎（Rheumatoid Arthritis，RA）是一种慢性、进行性、反复发作的以对称性、侵袭性关节炎为主要表现的全身性自身免疫病，如果不经过正规、系统的治疗，病情逐渐发展，会导致关节畸形、功能丧失，还会出现心血管系统、呼吸系统等并发症，严重影响患者的生活质量。现将胡荫奇教授辨治类风湿关节炎的经验总结如下。

（一）辨证求因，分证论治

辨证是治疗的前提和依据，以病证的临床表现为依据，通过综合分析疾病的症状、体征来推求病因，为治疗用药提供依据。分证是把望、闻、问、切四诊所采集的信息，通过中医学辨证分析的方法归纳为某种特定证候。论治是指确定治则治法，依此施以相应的中医药方法进行治疗。

胡荫奇教授认为：中医药治疗应以证候为中心，法随证立，方由法出。这样，理法方药才能一脉相承，顺理成章。若辨证有误，治疗即失之千里。类风湿关节炎呈慢性病程，临床表现复杂多变，往往很难归属于某一单独证型，应根据不同病因、不同疾病发展时期、不同临床表现及个体差异性，进行灵活辨证论治。根据疾病的发展演变特点，临床上多见以下几种证候类型。

1. 寒湿痹阻证

证候特点：关节局部冷痛、肿胀，屈伸不利，遇寒痛增，得热痛减；兼见晨僵，畏寒，肢体沉重，口淡不渴等；舌质淡或淡暗，苔白或白腻，脉弦紧。

辨证求因：寒湿痹阻经络。

治则：散寒除湿，祛风通络。

方药：蠲痹汤（《医学心悟》）加减，药物包括羌活、独活、肉桂、秦艽、海风藤、桑枝、当归、川芎等。风偏胜者加防风、荆芥，并重用秦艽；寒胜者加附子、千年健、干姜、细辛；湿胜者加防己、薏苡仁、草薢、白术。

2. 湿热痹阻证

证候特点：关节局部肿胀疼痛，触之发热，得凉则舒，关节局部皮色红；伴口渴喜饮或不欲饮，晨僵，肢体重着难行，烦闷不安，小便黄赤，大便不爽；舌质红，苔黄或黄腻，脉滑数或濡数。

辨证求因：湿热痹阻经络。

治则：清热除湿，宣痹通络。

方药：湿热痹协定方（胡荫奇经验方），药物包括黄柏、苦参、连翘、虎杖、草薢、木瓜、穿山龙、青风藤、汉防己。

湿重者加苍术、土茯苓、茯苓皮、车前子；热重者加生石膏、知母；伤阴者加生地黄、秦艽；湿热蕴毒者加土茯苓、土贝母、漏芦、蒲公英等。

3. 热毒痹阻证

证候特点：关节局部红肿、疼痛明显，触之发热，关节活动受限、不能屈伸，晨僵；伴肌肤红色斑疹或皮下结节，发热口渴，大便秘结或不爽，小便黄赤；舌质红，苔薄黄或黄腻，脉滑数。

辨证求因：热毒痹阻经络。

治则：清热解毒，化湿宣痹通络。

方药：热毒痹协定方（胡荫奇经验方），药物包括土茯苓、土贝母、连翘、苦参、虎杖、漏芦、地龙、蒲公英。湿重者加生薏苡仁、萆薢、苍术；热灼伤阴者加生地黄、知母；关节疼痛明显者加穿山龙、秦艽、威灵仙。

4. 寒热错杂证

证候特点：自觉关节疼痛畏寒，但局部触之发热，或自觉患处关节灼热疼痛，但又恶风寒喜暖，遇寒疼痛加重；伴明显晨僵，口干口苦，便秘尿赤；舌质淡，苔白或黄或黄白，脉弦紧或弦数。

辨证求因：寒湿痹阻筋骨关节，日久郁而化热；或体内湿热内蕴，又外感风寒湿邪，寒热之邪交错，痹阻经络。

治则：祛风散寒，清热通络。

方药：桂枝芍药知母汤（《金匮要略》）加减，药物包括麻黄、制附子、白芍、知母、桂枝、细辛、汉防己、黄芪、生甘草。关节疼痛明显、痛处固定不移者加全蝎、蜈蚣；恶风、自汗明显者去麻黄，并加大白芍、黄芪用量，另加白术、防风；热象较重者去制附子，加虎杖、栀子、秦艽、忍冬藤、蒲公英。

5. 痰瘀痹阻证

证候特点：关节漫肿疼痛，痛处固定不移，按之稍硬，关节局部肌肤紫暗或有痰核、硬结出现，肢体顽麻重着；眼睑浮肿，口唇暗红或淡暗；舌体胖大边有齿痕，舌质暗红或有瘀斑，苔白腻或黄腻，脉滑或弦涩。

辨证求因：痰瘀痹阻经络。

治则：活血祛瘀，化痰通络。

方药：痰瘀痹协定方（胡荫奇经验方），药物包括青风藤、白芥子、莪术、土贝母、赤芍、穿山龙、僵蚕。关节肿甚难消、痰浊重者加胆南星、半夏、陈皮；瘀重者加水蛭、全蝎、土鳖虫、三七粉、三棱。

6. 肝肾亏虚证

证候特点：关节畸变或强直僵硬，活动受限；伴肢体肌肉萎缩，形体消瘦，腰膝酸软，头晕耳鸣，心悸气短；舌质淡，苔薄白或白滑，脉沉细弱。

辨证求因：肝肾亏虚，筋骨络脉失养。

治则：补益肝肾，固本通络。

方药：固本通痹协定方（胡荫奇经验方），药物包括山萸肉、巴戟天、当归、鸡血藤、青风藤、肉苁蓉、黄芪。关节肿胀甚者加车前子、猪苓、白芥子、胆南星；关节疼痛甚者加老鹳草、穿山龙、全蝎；头晕耳鸣、失眠多梦、五心烦热、盗汗者，加生地黄、地骨皮、五味子、牡丹皮。

（二）病证结合、分期制宜

在类风湿关节炎发病过程中，正气不足、腠理不密、卫外不固是内因，风、寒、湿、热等邪气乘虚侵袭是外因。病久不愈，邪气痹阻，气血津液运行不畅，内生痰瘀，痰瘀互结，停滞于筋脉肌骨局部，阻闭经络，深入骨骱，难以祛除。所以，在类风湿关节炎发生发展的过程中，其病因病机、临床表现及疾病预后转归具有一定的规律（共性）。但每一位患者先天禀赋、生活环境、发病因素及体质类型等又各有不同（个性）。治疗时，在辨证论治的基础上，还要针对患者所处疾病不同时期及疾病发展规律进行辨病治疗，辨病与辨证相结合，分期制宜。

根据疾病的病程、双手关节的 X 线表现，类风湿关节炎分为早期、中期及晚期。早期是指符合 2009 年 ACR/EULAR 类风湿关节炎最新诊断标准，且病程在 1 年以内者。中期，是指病程在 1 年以上，未出现关节畸形变之前的这段时间，此期病情多活跃，病理表现为滑膜炎进展、形成血管翳，出现局灶性骨质破坏。晚期是指出现了关节脱位、变形，形成典型的类风湿手或类风湿足，病程一般在 3 年以上，可持续十多年或数十年。胡荫奇教授认为，根据临床实际及患者的病情轻重、进展趋势及实验室指标（如类风湿因子、抗环瓜氨酸肽抗体、红细胞沉降率、C 反应蛋白、免疫球蛋白等）将类风湿关节炎各期均分为活动期和缓解期，根据每一时期疾病病理特点及活动性，灵活辨证施治。

1. 早期

类风湿关节炎早期，患者关节疼痛肿胀程度较轻，或者呈游走性，多伴晨僵，持续时间往往不超过 1 小时，且易被疼痛掩盖。早期是类风湿关节炎诊疗的最佳时期。滑膜增厚和滑膜炎是类风湿关节炎最早的病理改变，可在发病 1 周内出现，也是反映疾病活动性的客观指标。滑膜增厚、滑膜炎导致血管翳侵蚀关节内骨与软骨，但骨侵蚀并不一定只见于中晚期，50%的类风湿关节炎患者的关节软骨及骨破坏发生在早期，所以类风湿关节炎的早期诊断与早期治疗十分重要。早期类风湿关节炎临床多以寒湿痹阻证、湿热痹阻证为主。胡荫奇教授主张在辨证处方的同时，依药性酌情选用一些现代药理研究证实具有免疫抑制作用的中药如土茯苓、莪术、半枝莲、白花蛇舌草、忍冬藤、猪苓等，可抑制滑膜细胞的过度增生，减轻滑膜炎症，延缓关节软骨及骨破坏的发生。

2. 中期

类风湿关节炎中期，也称为类风湿关节炎亚急性活动期。

病程一般在 1～3 年。这个时期，患者可出现多个关节肿胀疼痛，受累的关节趋于固定。部分患者还会出现局部关节骨质破坏和关节畸形。辨证以寒热错杂证为主。

3. 晚期

类风湿关节炎发展到晚期，病程一般在 3 年以上，可持续 10 年以上，症状表现为多个关节肿胀疼痛，关节畸形、强直，肢体肌肉萎缩。患者多伴消瘦、乏力等全身表现。此期应注重扶正补虚，调补肝肾气血。

4. 活动期

类风湿关节炎活动期多表现为关节红肿热痛，痛不可触，得冷则舒。肌肤或可出现皮下结节，晨僵明显，部分患者可伴发热。胡荫奇教授认为，活动期类风湿关节炎和湿热毒瘀关系密切，其病机特点为湿热蕴积，热盛化火，久而成毒。

针对类风湿关节炎活动期，胡荫奇教授常用方为清利解毒通络方（经验方），用药包括：土茯苓、土贝母、忍冬藤、黄柏、穿山龙、徐长卿、莪术。方中土茯苓味甘淡、性平，具有清热解毒、利湿消肿、通利关节之效，为君药。穿山龙味苦、性平，祛风除湿、活血止痛，为臣药。土贝母味苦、性微寒，可清热解毒、消肿散结，常与土茯苓相须为用，是胡荫奇教授治疗风湿热痹常用之对药；而方中再用苦寒之黄柏与土茯苓配合，加强清热利湿之功效；徐长卿祛风湿、止痹痛，与穿山龙配伍，祛风通络止痛效果更加明显；莪术辛散温通，行气活血，逐瘀止痛。以上四药共为佐药。忍冬藤甘寒，清热解毒、消肿止痛，助土茯苓、土贝母清热解毒，在方中兼作引经之品，引药力直达病所。

胡荫奇教授常以清利解毒通络方为基础方，并根据湿热毒瘀之邪的轻重，酌情选药加减化裁。如热毒偏盛者，酌加金银花、蒲公英、紫花地丁、连翘、白花蛇舌草等；湿热偏重者加黄草薢、苦参、漏芦、栀子等；血瘀者加赤芍、川芎、鸡血藤、当归、三七、片姜黄等。

5. 缓解期

类风湿关节炎缓解期，虽然关节肿胀疼痛症状减轻，红细胞沉降率、C反应蛋白等实验室检查指标降低或好转，疾病在病理学上呈静止或缓慢进展状态，但胡荫奇教授仍主张此期患者要坚持用药，以巩固疗效，防止病情发展。胡荫奇教授根据类风湿关节炎骨侵蚀的特点，总结出对类风湿关节炎骨侵蚀具有一定防治作用的加减痹愈汤，主要组成药物：骨碎补12 g、山萸肉15 g、青风藤15 g、莪术10 g、法半夏10 g、土贝母15 g。六药合用滋补肝肾、强筋骨，兼具化痰祛瘀之功效。

（三）辨证论治与前沿技术相结合

胡荫奇教授在治疗类风湿关节炎时，强调在中医辨证论治遣方用药的同时，结合现代医学研究，参考现代药理知识，选用一些经现代药理研究证实对类风湿关节炎具有针对性治疗作用的药物，以显著提高临床疗效。

经现代药理研究表明，部分中药如青风藤、土贝母、穿山龙、莪术等具有免疫抑制作用；补肾的中药如巴戟天、肉苁蓉、菟丝子等具有类激素样作用和双向免疫调节作用；清热凉血和清热解毒之品如生地榆、侧柏叶、牡丹皮、土贝母、土茯苓、蒲公英、漏芦、连翘等可以抑制炎性活动，有效降低红细胞沉降率及 C 反应蛋白等炎性指标；部分补肾活血及祛风湿药，如山萸肉、肉苁蓉、菟丝子、巴戟天、莪术、赤芍、土贝母、桃仁、红花、川芎、老鹳草、豨莶草等则可以有效降低类风湿因子滴度；清热利湿药如防己、萆薢、木瓜、薏苡仁、泽泻、猪苓等具有降低血浆免疫球蛋白水平的作用。

有些患者接受中药治疗之前，往往辗转求治，较长时间服用糖皮质激素，故临床上常伴有不同程度的肾上腺皮质功能减退现象，如盗汗乏力、虚烦口渴、浮肿肥胖等，这些表现中医辨证以肾虚为主。而多数补肾中药不仅具有类激素样作用，还能够改善肾上腺皮质细胞的储备功能和稳定性，改善下丘脑－垂体－肾上腺轴（HPA）的功能紊乱，对抗外源性激素引起的轴抑制，防止和减轻激素所带来的副作用。故在服用糖皮质激素或撤减激素时应酌情配合药性柔润、药力缓和之补肾药，如菟丝子、补骨脂、巴戟天、锁阳、肉苁蓉、山萸肉、黄精、覆盆子等。除此之外，黄柏、金银花、蒲公英、白花蛇舌草等具有抑制 B 细胞产生抗体的作用；土茯苓、土贝母、青风藤、莪术等可选择性地抑制细胞免疫反应。上述药物均可以在辨证的基础上有针对性地选用。

但是需要注意的是，临床治疗必须以辨证施治为基础，选择那些既符合中医辨证规律又对类风湿关节炎疾病发展过程中某些病理环节有针对性的药物，一般临床疗效较好。若只是考虑某些中药的药理作用而不顾中医自身的辨证规律用药，则很难达到理想效果。

（四）疾病后期重视痰瘀致病

痰与瘀既是类风湿关节炎的致病因素，又是疾病发展过程中的病理产物。疾病后期的临床治疗应重视化痰祛瘀。应用化痰祛瘀法，需斟酌痰瘀生成原因、病情进展不同时期，以及个体辨证差异，因证制宜，如配合疏散风寒、清热散结、补益肝肾等不同方法以提高疗效。另外，在治疗过程中，还应注意理气行气、调畅气机。气滞则血瘀，气结则痰生，气机通畅，则痰瘀无以化生。

胡荫奇教授认为在类风湿关节炎病变发展过程中应始终重视瘀血致病的存在，但在不同病程变化过程中，瘀血致病也有轻重微甚之别。早期瘀血痹阻之象较浅，与其他如风、寒、湿、热等邪气兼见。随着病程延长，病情加重，瘀血停滞之象逐渐显现，临床表现为关节及肢体肌肉刺痛，疼痛部位固定不移，痛处拒按，夜间加重，关节局部肿胀不消或见皮肤色暗。患者多见舌质紫暗或淡暗，或可见舌面瘀点或瘀斑，脉涩。活血化瘀药物的选择，应依据患者寒热表里虚实之别，参考活血化瘀药药性、药味之不同，临床灵活应用。如兼见寒湿痹阻者，可选择当归、川芎、红花、莪术、牛膝、鸡血藤、骨碎补等；湿热偏盛者，可选择丹参、生地黄、赤芍、益母草、地龙等。活血药的作用亦有强弱之分，如当归、丹参、鸡血藤养血活血，川芎、桃仁、红花、赤芍、三七、泽兰、益母草、牛膝活血化瘀，莪术、三棱、血竭、水蛭、䗪虫等破血逐瘀，临床应区别用之。活血化瘀之品多具攻伐之力，久用多伤及脾胃，所以选方用药应顾护脾胃，宜选择砂仁、木香、鸡内金、党参、山药等健脾和胃之品。

胡荫奇教授还认为痰瘀相关，两邪常相互致病。"痰瘀相关"源自中医"津血同源"理论，津、血均来自中焦脾胃化生之水谷精微，痰浊、瘀血是津血运化失常的病理产物。痰浊与瘀血，二者不仅产生的病因相同，还可相互转化，又常相互胶结作为新的致病因素引发或加重疾病。临床时要注意痰瘀同治。常选用的药物有胆南星、半夏、白芥子、莪术、赤芍、皂角刺、山慈菇等化痰祛瘀散结之品。

二、治疗强直性脊柱炎经验

强直性脊柱炎是以骶髂关节起病，病变中出现以脊柱慢性炎症为主要特征的风湿免疫性疾病。其病理特征为肌腱附着点的炎性病变。临床常见症状为腰背或下腰部疼痛，晨僵，活动后缓解，晚期可发生脊柱强直、后凸畸形以至活动受限严重、

功能障碍。本病多见于青壮年，有明显家族聚集性，和 *HLA -
B27* 相关。

古代医籍中并没有"强直性脊柱炎"这个病名，但根据其腰背部僵痛的临床表现，以及后期脊柱后凸畸形的特点，在古籍中可找到相应的论述。

《素问·生气通天论》中有言："阳气者，精则养神，柔则养筋。开阖不得，寒气从之，易生大偻。""大偻"，王冰注释为"身体俯曲，不能直立。偻，脊柱弯曲"。"大"字，著名风湿病专家焦树德教授认为其有两种含义：一指脊柱为人体最大的支柱；二指病情深重。因此，焦树德教授将"大偻"定义为病情深重、脊柱弯曲、背俯的疾病，并建议将"大偻"作为强直性脊柱炎的中医病名。然对于本病早期或中期，临床表现为腰背僵痛、活动受限者，此命名似乎不够贴切。

《灵枢·经脉》中有相关论述："督脉之别，名曰长强，夹脊上项，散头上，下当肩胛左右……实则脊强……"《难经·二十九难》中言："督之为病，脊强而厥。"林佩琴在《类证治裁·肩背手臂痛》中云："脊强，腰似折，项似拔，此足太阳经气郁不行，羌活胜湿汤。"《诸病源候论·背偻候》中亦有一段论述："肝主筋而藏血。血为阴，气为阳。阳气，精则养神，柔则养筋。阴阳和同，则气血调适，共相荣养也，邪不能伤。若虚则受风，风寒搏于脊膂之筋，冷则挛急，故令背偻。"胡荫奇教授根据以上论述，结合自身对疾病的认识，指出：强直性脊柱炎疾病早期以脊背僵痛、活动受限为主要表现，故以"脊强"命名较为贴切。病至后期，患者出现腰背弯曲畸形、不能伸直时，则可命名为"背偻"。这两个病名能生动、清晰地概括出本病不同时期的发病特点，通俗易懂。

（一）病因病机

胡荫奇教授认为强直性脊柱炎发病的基本病因病机在于：素体肝肾精血亏虚，禀赋不足，卫外不固，六淫之邪乘虚侵入，深入骨骱、脊柱，筋骨失养而致筋挛骨弱。邪气痹阻不去，阻滞气血运行，痰浊瘀血内生，胶结黏滞，疾病缠绵，反复难愈。概括起来，可从虚、邪、痰、瘀几方面论述。

1. 虚——肝肾亏虚是发病根本

强直性脊柱炎以腰骶部及脊柱僵硬疼痛、活动受限，甚或脊柱弯曲强直为主要临床表现。《素问·脉要精微论》中提到："腰者，肾之府，转摇不能，肾将惫矣。"《备急千金要方》亦多次提出"腰背痛者皆是肾气虚弱"。陈士铎之《石室秘录》中也提到："背骨痛者，乃肾水衰竭，不能上润于脑，则河车之路干涩而难行，故而作痛。""肾痹者，善胀，尻以代踵，脊以代头"（《素问·痹论》）是对疾病后期脊柱强直变形的形象描述。可见本病的发病与肾虚有关。而本病患者以青壮年男性为主，发病时年龄多在 20～40 岁，这一时期的男子，正值肾气充盛之时，似与肾虚不相关，然肾之功能以肾精为物质基础，肾精中蕴含着禀受于父母的先天之精，如若先天禀赋不足，肾精亏虚，则骨髓失养，骨骼空虚，易出现骨痛、变形等症状。此外，强直性脊柱炎的发生与 *HLA - B27* 相关，具有一定的遗传因素，为本病发生与先天肾精亏虚有关提供了佐证。

在强直性脊柱炎的发生发展过程中，胡荫奇教授尤其重视肝藏血主筋之生理功能的重要作用。本病早期表现为腰骶部僵痛、周围可见压痛，这多由韧带、肌腱附着点炎症所致。后期逐渐出现脊柱韧带钙化，导致脊柱僵直畸形。肌腱附着点及韧带等这些附于骨、聚于关节的组织即为中医学所言之筋。而《灵枢·九针论》中"肝主筋"之言及《素问·痿论》中"肝主身之筋膜"之论告诉我们：人身之筋膜有赖于肝血之濡养。肝血充盈，筋得所养，则关节灵活有力。肝血衰少，则筋失所养，筋力不健，关节活动不利。故胡荫奇教授指出：虚即指肝肾亏虚。他强调肝肾不足、精血亏虚乃本病发病之根本。

2. 邪——邪气潜伏是发病之源

《素问·痹论》中"风寒湿三气杂至，合而为痹"的论述告诉我们，外邪侵袭是痹病发生的重要外在因素。现代研究也表明，感染是强直性脊柱炎发病的诱因之一，也为外邪侵袭是强直性脊柱炎发生的病因提供了科学验证。但是本病起病初期并无发热、恶寒等外感表证之象，似与外邪致病理论不符。胡荫奇教授为我们详述了其中缘由。他认为，伏邪是本病发病之根源。

伏者，匿也、藏也。清代刘吉人在《伏邪新书》中提到："感六淫而不即病，过后方发者，总谓之曰伏邪。已发者而治不得法，病情隐伏，亦谓之曰伏邪，有初感治不得法，正气内伤，邪气内陷，暂时假愈，后仍作者，亦谓之曰伏邪。有已治愈，而未能除尽病根，遗邪内伏，后又复发，亦谓之曰伏邪。"从中可见伏邪的特点：病邪外侵，或并不发病，潜伏于体内，逾期而从内发；或发病隐匿，表证不显；或治不得法，未能除邪殆尽，余邪停留，潜伏体内，伺机而发。正如《素问·痹论》曰："所谓痹者，各以其时重感于风寒湿之气也。"这一论述也被当作伏邪致痹学说的渊源。

强直性脊柱炎起病多以下腰部疼痛为初起症状，临床上往往被误诊为"椎间盘突出""背肌筋膜炎"等，延误了对疾病的早期诊治。本病的发病特点是病情缠绵，每因季节变化或阴雨天而病情反复或加重。针对此状况，胡荫奇教授提出邪气潜伏是强直性脊柱炎发病之源，外邪引动伏邪是病情发作或反复的重要因素。

至于邪气到底潜伏在何处，胡荫奇教授提出了独到见解。他认为本病的发生根本在于肝肾精血先天不足，"至虚之处，必是容邪之所"，邪气伏藏之地。所以邪气外入，或邪去不尽，留滞于少阴，六淫之邪中寒邪同少阴属性相似，再感入体，引动伏邪而发病。正如尤在泾所说："少阴为阴，寒邪亦为阴，以阴遇阴，故得藏而不发也。"

本病的发病年龄多为 20~40 岁,此年龄段的男性多素体阳气偏盛,而此年龄段之女性,经历经孕产乳,耗伤阴血,阴虚而生内热,故感邪均易化热化火。同时,青壮之年多恣食醇酒厚味,易内生湿热;而工作、生活压力的增加,又易使肝郁而化火。邪气伏藏后易从湿热而化,甚至化火,变生湿热或热毒之证,此乃本病病情活动的主要病机。

3. 痰、瘀——疾病后期重视痰、瘀之邪

强直性脊柱炎反复发作,日久耗伤正气,阳气亏虚,虚寒内生,无以推动、温煦气血运行,血行不畅,水液停聚,津停为痰,血滞为瘀;邪伏留滞,暗耗阴血,精血亏虚则血脉不充,血行缓滞,停滞为瘀;而阴虚阳亢,生热化火,煎灼津液,炼液为痰。此即《类证治裁》中所言:"久痹,必有湿痰、败血,瘀滞经络。"痰瘀已成,胶着难除,黏滞于经隧骨骱,导致腰骶或颈背关节僵痛、活动受限,甚则强直变形。而元代朱丹溪在《丹溪心法》中曾有"痰挟瘀血,遂成窠囊"的论述,胡荫奇教授指出强直性脊柱炎病至中晚期,出现椎体韧带钙化,多属痰瘀痹阻证。

综上所述,胡荫奇教授认为:强直性脊柱炎发生的前提是先天肝肾精血亏虚,筋脉、骨髓失养,成为留邪之处。肝肾不足,正气亏虚,机体感受六淫外邪后无力御邪外出,伏藏体内;新病治疗不及时或治不得法,邪气伏留机体,日久化湿生热,湿热之邪阻滞经脉气血,如若此时复感风寒湿热之邪,或

遭遇跌仆外伤，外邪引动伏邪而发病。病情反复则化生痰瘀，闭阻经络，胶着于经隧骨骱，最终导致腰背关节僵直疼痛，活动受限，甚则强直变形。

（二）谨守病机，灵活辨证

本病的主要病变部位在腰背脊柱。腰者不仅是肾之府，还是足少阴、足太阳经脉及督脉循行之处。而脊柱又是督脉循行之处。所以，胡荫奇教授在治疗本病时提倡以脏腑辨证为主，灵活结合经络辨证。

1. 脏腑辨证

强直性脊柱炎病变脏腑与肝肾相关。所以本病的辨证多涉及肝肾两脏。常见的证型有：肝血虚、肝阴虚、肾阳虚、肾阴虚、肝肾阳虚、肝肾阴虚、阴阳俱虚。应依临床实际灵活辨治。

2. 经络辨证

经络"内属于脏腑，外络于肢节"，按一定的部位循行，络属脏腑，起到运行全身气血、沟通上下内外的作用。胡荫奇教授在治疗本病时根据疼痛的部位，循经辨证，在辨证时选择针对性入经药物增强疗效，同时也可"引药直达病所"。而要正确运用循经辨证，前提是要熟悉各经脉与本病的关系。强直性脊柱炎的病变部位主要在脊柱和髋部，为足少阴肾经、足太阳膀胱经、足厥阴肝经、督脉循行之处，其发病与这些经络关系密切。《素问·刺腰痛》篇曰："足太阳脉令人腰痛，引项脊尻背如重状……足少阴令人腰痛，痛引脊内廉。"《类证治裁·肩背手臂痛》中言："脊强，腰似折，项似拔，此足太阳经气郁不行，羌活胜湿汤。"《灵枢·经脉》云："肝足厥阴之脉，……是动则病腰痛不可以俯仰。"《素问·骨空论》中有论述曰："督脉者，起于少腹，……与少阴上股内后廉，贯脊属肾。与太阳起于目内眦，……挟脊抵腰中，入循膂络肾。"从这些古籍的相关论述中可找到佐证。

（三）病证结合，分期论治

胡荫奇教授根据强直性脊柱炎的临床病程、正邪盛衰、脏腑受累等情况，结合骶髂关节、腰椎等部位的影像学改变，把本病分为早期、中期、晚期。而每一期又可见活动期及稳定期。活动期是指临床上椎体关节疼痛明显或加重，实验室检查见红细胞沉降率、C反应蛋白明显升高。稳定期是指患者僵痛症状不明显，红细胞沉降率、C反应蛋白等炎性指标轻度升高或正常。

1. 活动期

疾病活动期以腰背部僵硬疼痛明显，或可见膝、踝等外周关节红肿热痛，舌质红，苔黄或黄腻，脉滑数为主要表现。红细胞沉降率、C反应蛋白可见明显升高。此时以邪气嚣张为主，正邪交争。多辨证为湿热痹阻证。治疗应以清热除湿、凉血解毒为主，佐以除痹通络之剂。选方多以四妙散、四妙勇安汤及当归拈痛汤为基础，常用处方为：黄柏15 g、防己15 g、土茯苓 15～30 g、萆薢 15～20 g、苦参 15 g、木瓜 13～30 g、薏苡仁 15～30 g、秦艽 15 g。

湿盛者加茯苓、党参、豆蔻、白术等；热象偏重者加生石膏、蒲公英、忍冬藤、紫草、虎杖等。结合现代医学研究进展，外感、炎性肠病、尿路感染等细菌或病毒感染是引起疾病活动的原因，治疗时应有所兼顾。如兼见咽痛等外感症状者，可加用金银花、连翘等清热解毒利咽之品；兼见腹泻腹痛等炎性肠病症状者，常加用黄连、黄芩、败酱草等清利大肠湿热之品；如兼见尿频尿急等尿路感染症状者，可加萹蓄、滑石、淡竹叶等清热通淋之品。强直性脊柱炎活动期的病理特点是慢性淋巴细胞、浆细胞浸润引起的附着点炎。针对此病理改变，胡荫奇教授在辨证用药时，常配合白花蛇舌草、半枝莲等现代药理研究证实具有抗炎、抑制免疫功能的药物，减少炎症反应，控制病情进展。

2. 稳定期

强直性脊柱炎发病初期，和经积极治疗后病情活动得到控制者均属稳定期。胡荫奇教授认为此时以肝肾不足之正虚为主，辨证施治又因病程长短及病情轻重有所偏颇。

发病之初，外邪入侵，正虚不甚，邪气尚未入里，此时腰背僵痛不甚，受天气变化影响。伴肢体沉重酸楚，大便稀溏，舌质淡红，舌苔薄白或白腻，脉沉弦或沉细。骶髂关节 X 线为 0～Ⅱ级改变（0 级为正常骶髂关节；Ⅰ级表现为骨质疏松，关节间隙增宽，可疑的骨质侵袭和关节面模糊；Ⅱ级表现为微小的关节面破坏，关节边缘模糊，略有硬化，可见囊性变，关节间隙无改变）。此期多辨证为肝肾不足、寒湿痹阻证。此期宜平补肝肾，祛风散寒，除湿通络。选方以阳和汤化裁：狗脊15 g、青风藤15 g、巴戟天15 g、淫羊藿15 g、熟地黄15～20 g、鹿角胶12 g、炙麻黄9 g、白芍15 g、穿山龙15 g、续断15 g。温阳填精并用，化痰通络兼顾。胡荫奇教授强调，早期患者选药宜平和，如补益肝肾宜选用牛膝、桑寄生、菟丝子、枸杞子等；祛风散寒除湿常选羌活、防风、威灵仙、徐长卿、独活等，少用附子、乌头等温燥之品。

若患者脊柱僵痛或强直畸形，各项实验室指标稍高或正常，骶髂关节X线为Ⅲ～Ⅳ级改变（骶髂关节面可见骨侵蚀、硬化、增宽或关节狭窄，甚至骶髂关节完全强直、融合），腰椎X线表现可见脊柱韧带钙化，甚至脊柱竹节样改变，属疾病后期。此时肾督亏虚上升为矛盾的主要方面，此期应以补肾强督为重点。但治疗时应分清阴阳虚损之不同，给予相应治疗。如患者疼痛以夜间为重，关节拘挛，屈伸受限，伴见形体消瘦，腰膝酸软无力，肢体肌肉萎缩，口燥咽干，潮热盗汗，耳鸣如蝉，舌红少苔，脉细数或弦细数者，多属肝肾阴虚证。治疗宜滋养肝肾，常用的药物有：生地黄15～30 g、熟地黄15～30 g、女贞子15 g、牛膝15 g、知母10～15 g、山萸肉15～20 g、山药15 g、黄柏15 g、秦艽15 g、当归15 g等。如患者脊背僵痛，活动不利，伴见微寒喜暖，口淡不渴，须发早白，小便频数，大便稀溏，舌质淡或淡嫩，苔白或白滑，脉沉细或沉弦者，多属肾督阳虚证。常选独活寄生汤、附子汤、补肝汤等方加减。药物有：狗脊15g、淫羊藿15g、骨碎补15g、补骨脂15g、杜仲15g、川牛膝15g、桑寄生15g、白芍15～30g、续断15g等。

（四）重视痰瘀致病

胡荫奇教授认为，本病的发病始终存在着不同程度的瘀血症状，疾病各期治疗均应兼顾活血化瘀。具体治疗时，要因活血药的性味不同、病证寒热表里虚实之别，斟酌选用：如寒湿偏盛者，选用川芎、红花、姜黄、莪术、牛膝、鸡血藤等药；如湿热偏盛者，可选丹参、生地黄、赤芍、益母草、地龙等。同时不同疾病发展阶段，药性轻重选择也不同：早期应选用当归、丹参、生地黄、鸡血藤等养血和血；中后期则应选用川芎、红花、三七、益母草、牛膝、延胡索等活血化瘀；病至后期，僵痛明显、活动受限者，则需莪术、三棱、桃仁、血竭、土鳖虫等破血逐瘀。

强直性脊柱炎发展至中晚期，特别是病久椎体韧带钙化而致腰背僵直，活动受限者，应重视化痰软坚散结的治疗。常用的化痰散结药物有莪术、土贝母、浙贝母、夏枯草、姜半夏、胆南星、山慈菇、鳖甲、僵蚕、白芥子等。痰瘀互生，也应痰瘀同治，化痰散结，同时宜配伍活血化瘀药。

（五）善用虫药，化痰通瘀止痛

强直性脊柱炎后期，脊背僵痛畸形、转侧俯仰受限，或见外周关节漫肿难消，此乃痰夹瘀血痹阻于关节骨骱，非一般草木所能及，需借虫蛇走窜搜剔之功，穿透筋骨，祛浊逐瘀，方可使邪去正复。胡荫奇教授临床常用的虫类药物有：乌梢蛇、全蝎、僵蚕、蜈蚣、蜂房、土鳖虫、地龙等。其中乌梢蛇、全蝎、蜈蚣、蜂房属散寒祛风、通络止痛药物；僵蚕属祛风化痰、散结通络药物；地龙、土鳖虫属清热化痰通络药物。胡荫奇教授最常使用蜈蚣，他认为这些虫类药物中蜈蚣除痹止痛效果最强。正如《医学衷中参西录》中所言："蜈蚣，走窜之力最速，内而脏腑，外而经络，凡气血凝聚之处皆能开之。"

在使用虫类药物时，胡荫奇教授提倡在精准辨证的前提下，注意处方中其他药物与虫类药物灵活配伍，方中充分体现出了"圆机活法"的用药境界。如地龙、僵蚕、土鳖虫等药性味咸寒，应配伍辛温养血之品如桂枝、鸡血藤、当归等制其偏，增其效。如乌梢蛇、蜈蚣等搜络祛风，其性多燥，则宜配伍生地黄、石斛、黄精、麦冬等养血滋阴之品以润其燥。另外，虫类药物使用时，还应配合檀香、延胡索、乌药、香附等理气药以加强通络止痛效力。另外，虫类药物用时不宜过久，用量不宜过大，应遵循"邪去而不伤正，效捷而不猛悍"的原则。

（六）辨证选药与现代药理研究相结合

胡荫奇教授循古而不泥古，临床诊治主张在中医辨证论治基础上，结合现代药理研究结果，选用一些对风湿病具有针对性治疗作用的药物，提高临床疗效。如《本草经解》谓萆薢"主腰脊强痛"。现代药理学研究提示绵萆薢可降低骨转换，使去卵巢大鼠骨丢失得到改善。故胡荫奇教授常在处方中加用较大剂量萆薢，取其预防、纠正骨质疏松的作用。半枝莲水煎液可有效减少肝组织 I、III、IV 型胶原的沉积和拮抗转化生长因子 β_1 的合成，有良好的抗肝纤维化作用。根据其药理作用，胡荫奇教授常于处方中加用此药以达到防止韧带纤维化、钙化的作用。且处方中多用鳖甲，亦是取其提高胶原酶活性、增加胶原降解、抑制结缔组织增生的药理作用。

（七）用药平和，阴阳平调

胡荫奇教授认为强直性脊柱炎的发生根本在于肝肾不足，本虚标实，选药注重平和，在祛风湿除痹痛时常顾护正气。如治疗湿热痹阻证时，常选用土茯苓清热利湿，除非舌苔厚腻，否则少用茵陈，以防苦寒伤阴。喜用的祛风通络药物为鸡血藤、徐长卿等。其中鸡血藤最为多用，因其药性平和，能养血柔筋、缓解挛痛，且无副作用。徐长卿药性平和，《本草纲目》言其"久服强悍轻身，益气延年"，药性温而不燥，散中有补，补中有散，不仅祛风除湿、通络止痛，尚兼扶正，具有祛邪而不伤正、滋补而不碍邪的特性。

《临证指南医案·肝风》中提到："肝为风木之脏，因有相火内寄，体阴用阳，其性刚，主动主升，全赖肾水以涵之，血液以濡之。"提示肝肾精血在筋骨相关疾病中的重要性。在本病的治疗上，胡荫奇教授不主张一味温补肾阳，而是提倡根据阴阳互根互用的原则，在阴阳双补的基础上补益肝肾精血。温补肾阳的药物，常选用阴阳平调之品，如狗脊、菟丝子、枸杞子、巴戟天、肉苁蓉等。如需选用淫羊藿，常配伍熟地黄以防过燥，或与巴戟天配伍，以其柔润之质，防淫羊藿之燥散，从而达到阴中求阳的目的。他临床上还多选用鹿角胶而少用鹿角镑，乃因鹿角胶益精血之功效显著。

（八）综合治疗，提倡内外合治

强直性脊柱炎的特点是脊背僵硬、活动受限。胡荫奇教授提倡内治外治相结合以提高疗效。诊治过程中，他常常根据患者实际病情，指导患者进行适度的针对性功能锻炼，增加腰背肌力，保持关节韧带柔韧性，改善关节活动度。中药口服治疗同时，配合中药局部渍渍或贴敷以缓解症状。如脊背僵直、活动受限者，常以白芍、鸡血藤、路路通、海桐皮、伸筋草等药物通络缓急；伴有外周关节冷痛或漫肿难消者，酌选红花、鸡血藤、细辛、威灵仙、桂枝、白芥子等温经散寒消肿；伴有关节红肿热痛者，酌选大黄、芒硝、牡丹皮、赤芍、蒲公英等清热凉血消肿。

三、治疗干燥综合征经验

干燥综合征（sicca syndrome，SS）是以局灶性淋巴细胞浸润、外分泌腺腺管阻塞为主要病理改变的慢性炎症性自身免疫病。临床以唾液腺、泪腺受损而出现明显的口干、眼干为特征性表现，其他外分泌腺及腺体外其他器官的受累则出现多系统损害的症状。本病分为原发性和继发性两种。原发性干燥综合征除口眼干燥症状外，多同时具有其他系统受损表现。继发性干燥综合征常与其他结缔组织病共存。本篇中提及的是原发性干燥综合征的治疗。

干燥综合征在古籍中无相似病名记载，但其临床表现可在许多医籍中找到相关论述，这些论述为我们对疾病深入认识提供了理论依据。如《素问·阴阳应象大论》首次提出"燥胜则干"；刘完素《素问·玄机原病式》中"诸涩枯涸，干劲皴揭，皆属于燥"的论述，清晰地阐明了疾病的特点。《素问·五常政大论》中提及"太阴在泉，燥毒不生"，首次提出"燥毒"之说，王冰注释为"夫毒者，皆五行标盛暴烈之气所为也"，即所谓燥邪偏盛，日久不已，可酝酿成毒。路志正在《路志正医林集腋》中提出"燥痹以阴血亏虚、津枯液涸、筋脉关节失濡为主要病机，治疗当以滋阴润燥为急，即有兼夹之邪，也应在滋阴润燥的基础上佐以祛邪，不可喧宾夺主"，其中不仅明确提出"燥痹"的病名，而且详细阐述了该病的病机和治疗。

（一）病因病机

胡荫奇教授认为，此病属中医"痹病－燥痹"范畴。其发病在于先天禀赋不足，感受燥热毒邪，灼津炼液，煎液为痰，痰黏滞血，痰瘀互结，阻碍经脉气血，导致脏腑升降出入异常，阴精无以灌溉五脏六腑，从而呈现出一派阴虚液涸的状态。所以，本病的发生以先天禀赋不足为本，感受燥热毒邪为始，痰瘀互结为本病之形，阴虚干涸则为本病之终。

1. 禀赋不足为发病之本

胡荫奇教授认为，先天禀赋不足是干燥综合征的发病基础。《素问·金匮真言论》云："夫精者，生之本也。"《灵枢·本神》云："生之来，谓之精。"肾藏精，主生长、发育与生殖，肾藏之精包括先天之精和后天之精，先天之精秉承于父母，是禀赋的决定因素。而先天不足，素有阴虚体质，津液亏少，内有伏火，易发此病。

2. 燥热毒邪为之始

胡荫奇教授认为，外感燥热之邪启动了干燥综合征发病、进展的过程。他尤其强调燥毒在本病发病过程中的重要性。清代尤在泾《金匮要略心典》曾解释"毒"的含义："毒，邪气蕴结不解之谓。"因此，胡荫奇教授指出：燥热之邪郁结不解，化为燥热之毒，燥热之毒既具阳热炽盛的特点，又具顽固难愈、损脏伤形的特性。干燥综合征起病隐匿，临床首先表现为外分泌腺体功能减退，出现口眼干燥等一系列干燥的症状。同时可见反复发作的腮腺、下颌腺、泪腺等外分泌腺红肿热痛的炎性表现，此乃热毒为病的特征。此时治疗当以清热解毒为要。常用药物有金银花、半枝莲、白花蛇舌草、连翘、败酱草、蒲公英、大青叶等。应用苦寒药物时，同时酌加天花粉、知母等滋阴之品以防苦寒伤阴，且中病即止，切不可长期应用。

3. 痰瘀为之形

痰、瘀既是在疾病过程中所形成的病理产物，反过来又是致病因素，作用于人体，加重疾病的进展。《周慎斋遗书·卷十·外科杂证》指出："气血凝滞，毒之所由发也。"本病发病以后燥热毒邪燔灼津液，熬液为痰，血结为瘀，痰瘀互结，导致腺体肿大。胡荫奇教授在此阶段选择清热化痰、散结消瘀之品，消除炎性肿块，恢复外分泌腺的功能。常用的药物有：土贝母、山慈菇、天花粉、莪术、赤芍、牡丹皮等，既能清热养阴，又能散结化瘀。

4. 阴虚为之终

胡荫奇教授认为，阴虚为干燥综合征病机发展的最终阶段。《医门法律》载"夫干之为害，……随其大经小络所属上下中外前后，各为病所"，说明阴虚所致之干燥可表现于全身表里内外、五脏六腑及四肢百骸。而从现代病理学角度分析，干燥综合征导致外分泌腺体萎缩、退化，从而丧失分泌功能，导致津液不足，才出现各种干燥表现。由此可见，古今认识是一致的。

胡荫奇教授在疾病后期，常注重滋阴润燥之法，且根据不同脏腑阴液损伤之不同，选择不同归经的滋阴药物。常用生地黄、龟板、百合、山茱萸、玄参、五味子、麦冬、石斛等。另外，还要根据患者不同的情况配合清热散结、益气理气、活血通络之品以增加疗效。

（二）补肝肾之阴以治其本

本病发生的根本原因在于燥热毒邪耗伤津液，导致阴血亏虚。而人身之脏腑，肝主血海，肾主一身之精。《景岳全书》中论及"五脏六腑之阴气，非此（即肾阴）不能滋"，因此，本病的发生以肝肾阴虚为本，病情进展，还可出现肺阴虚、胃阴虚、心阴虚等其他脏腑受损表现。

胡荫奇教授认为滋阴救液、清燥生津是本病的治疗大法。补肝肾之阴是治其本，但病情迁延日久，亦有气虚、血虚、阳虚等证候兼夹，此时应根据实际情况分别配合益气、养血、温阳等法，不可一味滋补阴液。此外，病至后期，阴损及阳，可致阴阳两虚，此时应阴阳双补，如加入龙眼肉、巴戟天、肉苁蓉等，意取阳中求阴，使"阴得阳升而泉源不竭"。例如，胡荫奇教授常常同用龟板胶与鹿角胶，两者均为血肉有情之品，填精益血之力远大于草木类药物。且龟板胶补益肝肾精血同时具有滋阴潜阳的作用，鹿角胶补肝肾精血，同时还可升举阳气，两者配伍为用，补益肝肾，阴阳同补。

1. 肺阴虚证

此证多见干咳无痰，或痰少而黏，痰中带血，口鼻干燥，声音嘶哑，舌红，舌体瘦小，少苔少津，脉象细数。以沙参麦冬汤、百合固金汤等加减治之。

2. 脾阴虚证

此证多见口干舌燥，少唾，饥不欲食，胃脘嘈杂隐痛，干哕呃逆，大便干结，形体消瘦，舌红少津，苔花剥，脉细或细数。以益胃汤或玉女煎为基础酌情化裁治之。大便难者可选用麻子仁丸。

3. 肝肾阴虚证

此证多见眩晕耳鸣，目干涩少泪，视物模糊，胸胁隐痛，时有心烦嗳气，失眠盗汗，腰膝酸软，手足心热，肢体麻木，舌红少苔或无苔，脉细数。方用一贯煎合左归丸加减。同时，兼顾滋脾养阴、化湿醒脾。后期注意酌加活血化瘀的药物。

（三）重视痰瘀致病

"久病多瘀"，燥热毒邪留滞日久，炼津伤血成瘀生痰，随气升降，周身内外皆到，而致诸多症状。胡荫奇教授认为，干燥综合征病变日久，体内必有痰瘀，故滋阴润燥的同时，应注意活血、化痰。特别是活血化瘀治疗应当贯穿本病治疗始终。临床上常用的活血化瘀药有益母草、鸡血藤、丹参、赤芍、牡丹皮、泽兰、川牛膝等。

（四）疏调气机以助津液输布

"气者，人之根本也"。人体津液之输布依赖于脾气运化、肺气宣降、肝气疏泄。体内气运不畅，津液输布失常，不能内灌脏腑，外润肌肤孔窍，则发为燥痹。

胡荫奇教授在治疗干燥综合征的过程中重视调畅气机，依病情不同，或宣肺，或疏肝，或健脾。津液输布与肺的宣发肃降密切相关，而肺为娇脏，燥邪最易伤肺，润肺的同时应注重宣肺，常用芦根、杏仁、桔梗、牛蒡子、前胡、苏子等。干燥综合征以女性患者为主，且病程长，易复发，患者受口眼干燥等症状长期折磨，多有焦虑、烦躁、忧思等不良情绪，易致肝气郁滞，继而加重病情。肝为刚脏，喜柔润恶抑郁，在滋养肝阴的同时，应重视疏肝、条达气机，常选的药物有蒺藜、香附、郁金、佛手等，其中佛手、蒺藜理气而不伤阴，更适合应用。脾胃为后天之本，精液输布之枢纽，中焦气机调畅则"水精四布，五经并行"。治疗干燥综合征，胡荫奇教授喜重用葛根健脾以生津液，用量多在 30 g 以上；或配升麻以加强升举之力。另外，滋阴润燥治疗的同时，不忘加入如砂仁、苏梗、木香等醒脾健脾之品以防滋腻，使药养而不滞，更有助于滋阴功效的发挥。

四、治疗痛风经验

痛风是指体内嘌呤代谢紊乱和（或）尿酸排泄减少所引起的晶体性关节炎。其临床特点为高尿酸血症及由此引起的急性痛风性关节炎、痛风石（尿酸钠盐结晶）沉积、痛风石性慢性关节炎和关节畸形，若未经适当治疗，最终会发展为痛风性肾病。

胡荫奇教授认为，痛风属中医学"痹病""痛风""白虎历节"等范畴。湿浊热毒内蕴是痛风病的主要病理基础，治疗应病证结合，分期制宜。

（一）发病注重湿浊热毒

胡荫奇教授认为痛风的发病与"湿浊热毒"之邪闭阻筋脉骨节有关。先天禀赋不足，脾肾两虚，素体肥胖，湿浊内生或喜食肥甘厚味、嗜烟酒之人，脾失健运，化湿生痰，湿浊蕴伏体内，日久不祛，复因饮酒、进食辛辣肥甘厚味等助湿生热，或冒雨涉水、汗出当风，或局部外伤，瘀血内停，与体内痰浊搏结，郁热成毒，聚于筋脉关节，导致痛风急性发作。而湿浊之邪痹久不除，附于筋骨，则形成痰核，坚硬如石。

湿浊之邪郁久蕴热化毒，流注关节筋骨既是急性痛风性关节炎发生的病因病机，亦是痛风石性慢性关节炎反复发作的根源。所以，治疗时急性期注重清热利湿解毒；慢性期注重化痰利湿泻浊，佐以活血通络。

（二）辨证施治，分期制宜

胡荫奇教授临床治疗中，把痛风分为 4 期：痛风急性关节炎发作期，痛风间歇期，痛风慢性关节炎期，痛风性肾病期。根据各时期发病特点，胡荫奇教授自拟痛风系列方运用于临床。

1. 痛风急性关节炎发作期

急性关节炎发作以关节骤然发生剧烈疼痛为特征，多夜间发生，第一跖趾关节、足背、踝关节受累较多，其他依次是膝、足跟、腕、手指等关节。临床症见：关节局部红肿热痛，关节压痛明显，活动受限，负重后疼痛加剧。患者或伴发热、口苦、口黏，小便黄赤，大便秘结或黏腻不爽，舌红，苔黄或黄腻，脉滑或滑数。

治则：清热解毒，利湿化浊，消肿止痛。

处方：痛风 1 号方。苍术 12 g、黄柏 12 g、川牛膝 15 g、薏苡仁 30 g、秦皮 15 g、威灵仙 30 g、山慈菇 10 g、徐长卿 12 g、金银花 30 g、连翘 15 g。

加减：关节红肿热痛剧烈者，加蒲公英、紫花地丁、忍冬藤、苦参、土茯苓等清热解毒；伴发热者，加生石膏、虎杖等清热凉血；关节肿胀明显者，加萆薢、泽泻、猪苓、车前子、六一散等清热利湿；大便秘结者，加大黄、瓜蒌、桃仁等通腹泄热。同时酌加炙鳖甲、知母等以防热盛伤阴。

2. 痛风间歇期

痛风急性关节肿痛缓解后，患者临床多无明显关节不适，仅有血尿酸升高表现。舌淡红或舌体胖大，苔薄白或厚腻，脉滑细或濡细。

治则：健脾升清降浊，活血化瘀通络。

处方：痛风 2 号方。土茯苓 30 g、茯苓 30 g、白术 15 g、薏苡仁 30 g、葛根 30 g、泽泻 15 g、秦皮 15 g、徐长卿 12 g、百合 20 g、威灵仙 20 g。

加减：形体肥胖者，加山慈菇、半夏、萆薢、白豆蔻等；肢体关节僵胀麻木者，加羌活、独活、桃仁、莪术、鸡血藤等。

3. 痛风慢性关节炎期

血尿酸持续升高，痛风关节炎反复发作，日久尿酸盐结晶沉积于关节局部，形成痛风石，也标志着疾病进入慢性关节炎期。临床可见关节肿痛反复发作，持续时间较长，症状不似急性期明显，甚至漫肿难消，逐渐出现关节畸形。关节附近、耳郭等处可见痛风石。患者常伴口苦、口黏不爽，胸闷、胃脘胀满，乏力倦怠，舌质淡暗或胖大，或舌边可见瘀点瘀斑，舌苔腻或厚腻。

治则：健脾利湿，祛瘀泄浊，散结通络。

处方：痛风3号方。猪苓20 g、苍术12 g、白术12 g、黄柏12 g、川牛膝20 g、薏苡仁30 g、秦皮12 g、土茯苓30 g、土贝母15 g、莪术15 g、红花12 g。

加减：有痛风石形成的患者，胡荫奇教授常在痛风3号方基础上加山慈菇、萆薢、半夏等利湿化痰，同时加用穿山龙、皂角刺、桃仁、乌药、三七粉等活血通络，消散瘀滞，每获佳效。

4. 痛风性肾病期

痛风性肾病简称痛风肾，早期症状不明显，可在肾脏超声检查中发现尿酸盐结晶或者泌尿系结石，部分患者可有肾绞痛或血尿发生；中期痛风性肾病可出现轻度浮肿、高血压、腰酸痛、乏力头昏等症状，实验室检查可见镜下血尿、蛋白尿等；晚期浮肿、高血压等症状更加明显。最突出的表现是出现肾功能不全，并不断加重，最后发展为慢性肾功能衰竭。

治则：益肾健脾泄浊，化湿通络。

处方：参芪地黄汤合四妙散加减。黄芪 20 g、党参 15 g、山萸肉 12 g、生山药 20 g、茯苓 20 g、泽泻 15 g、苍术 12 g、薏苡仁 30 g、黄柏 12 g、威灵仙 20 g、秦皮 12 g、土茯苓 15 g、益母草 20 g、六月雪 15 g。

加减：有尿路结石者，可酌加金钱草、海金沙、石韦等通淋排石；血尿者，加小蓟、藕节炭、白茅根、茜草、鬼箭羽等；兼见蛋白尿者，加葛根、芡实、防风、丹参、黄芩等。

（三）辨病用药衷中参西

胡荫奇教授提倡现代中医应注重现代科学技术成果的汲取运用，力求中西医理论的交融，优势互补，取长补短，实现真正意义上的中西医结合。治疗中主张在辨证论治的基础上，辨证与辨病相结合，在符合组方原则的前提下，临床用药时应选用一些经现代药理研究证实对痛风病具有针对治疗效果的药物，效果更佳。如胡荫奇教授常常在临床处方中加入百合、萆薢、土茯苓、泽泻等药，就是结合了这些药物具有降尿酸作用的药理研究结果。

（四）重视伏邪致病的重要性

痛风属风湿病中的代谢性疾病，呈反复发作的特点，因此，胡荫奇教授提出从"伏邪"论治痛风。

1. 伏邪释义

伏邪是指伏藏于体内，逾时而发的邪气，也称"伏气"。《黄帝内经》中虽无伏邪之名，却已用伏邪理论来解释疾病的发生。如《素问·生气通天论》中"冬伤于寒，春必病温"的论述，向我们描述了邪气伏留、久而为病的致病特点。《伤寒论·平脉法》"伏气之病，以意候之"的论述，首次确立"伏气"之名。随着温病学说发展，后世对伏邪的认识更加完备。吴又可在《温疫论》中首次提出"伏邪"之名，《伏气解》中"伏气之为病，六淫皆可"，《王氏医存》中"伏匿诸病，六淫、诸郁、饮食、瘀血、结痰、积气、蓄水、诸虫皆有之"，提出外感邪气、内伤七情、饮食不调以及各种病理产物等均可潜藏体内成为伏邪，待脏腑虚损时即可透而外发致病，进一步加深了伏邪理论内涵。

2. 痛风与伏邪的关系

（1）湿热毒瘀与伏邪。痛风的发病与"湿浊热毒"之邪闭阻筋脉骨节有关。湿蒸于中，热淫于内，壅遏不行而成毒瘀。湿热毒瘀长期伏藏，形成伏邪，若再遇外邪，触动体内伏邪而致痛风发作。所以，湿热、痰瘀在痛风的发生、发展中既是病因，又是病理产物，贯穿疾病始终。

（2）高尿酸与伏邪。胡荫奇教授认为过多的血尿酸也属"伏邪"。高尿酸血症是导致痛风发作的直接病因。血尿酸的生成与脾胃运化之水谷精微有关，若饮食不当损伤脾胃，或先天肾阳不足，脾失温煦，健运失常，血尿酸无法得到及时转运，积蓄体内，聚生湿浊，伏藏体内，一旦再遇肥甘酒醴、劳累或外邪等诱因，则酿生湿热，蕴蒸化毒，热毒攻于手足，而见关节焮热肿痛，这与伏邪的"渐而伏聚，遇因而发""暂时假愈，后乃复作"的特点符合。

（3）从"伏邪"论治痛风。基于上述理论，胡荫奇教授认为痛风发生根本在于脾肾虚，湿热生，伏邪藏。"正气不足，邪气踞也"，伏邪致病，正虚是关键。所以治疗中要在祛邪的同时兼顾扶正，依据发病不同时期，谨守病机，从分消、搜络、扶正三方面论治，令邪无所藏，病根尽去。

1）分消。叶天士有言："渗湿于热下，不与热相搏，势必孤也。"在痛风急性期，外邪引动伏邪，湿热毒邪阻滞筋脉关节而发病，此期治疗当分消走泄。可选择苦寒泻降之品，使湿热从下解之。胡荫奇教授常用土茯苓、萆薢、黄柏、苦参、秦皮、秦艽、蒲公英、忍冬藤等，苦以燥湿泻浊，寒以清热解毒。同时配合车前子、茯苓皮、冬瓜皮、泽泻、泽兰、猪苓等利水通淋之品，使湿浊经下焦而泄，常可取得满意疗效。宣通经脉则气血灵动，使湿热之邪难聚生热成毒，胡荫奇教授认为其亦属分消走泄之法，所以常在活血利水药物中选用如莪术、川芎等通行力量较强的药物。并重用威灵仙通行十二经络，"治风湿痰壅滞经络中，致成痛风走注"。

2）搜络。湿热久痹，痹阻血脉，郁滞而成毒瘀，"通则留邪可拔"，故通络搜邪也是祛除伏邪的方法之一。痛风急性期，胡荫奇教授常使用忍冬藤，意在清热通络、凉血散结。缓解期常配伍鸡血藤养血通络、祛余邪。病程日久者，伏邪久藏，留滞不去，痹阻经脉，此时绝非一般草木之品效力所能及，须借助虫类药物走窜搜剔钻透之力，通痹解瘀，驱邪外出，常选用蜈蚣、地龙、乌梢蛇、土鳖虫、僵蚕等。

3）扶正。伏邪致病，常因正气不足，无力驱邪，而致病情缠绵，反复发作。若只祛邪，徒伤正气，反而致使邪伏更深。故胡荫奇教授主张，无论何期，都要兼顾扶正，以防伏邪内陷。急性期湿热较盛，需配合苍术、豆蔻、砂仁等温运脾胃、顾护脾胃之品；病久疾病反复，更伤正气，常伴气虚之象，多选用黄芪、党参、白术、茯苓等益气健脾；再配合肉桂、干姜、菟丝子等温补脾肾之品，使邪无所避。

五、治疗成人斯蒂尔病经验

成人斯蒂尔病（adult onset still disease，AOSD），又称变应性亚败血症，是一种临床少见的自身免疫性疾病，好发于青壮年，女性居多，以高热、一过性皮疹、关节炎（痛）和白细胞明显增高等为主要特征，伴见肝脾肿大、血小板减少等多系统受累的临床综合征。西医治疗目前常用的药物有非甾体抗炎药、糖皮质激素和慢作用抗风湿药。激素是治疗本病的主要药物，但多需要较大剂量，且需长期维持，容易出现感染、骨质疏松等副作用，且减量过程中易导致病情反复。对糖皮质激素治疗无效者可以加用慢作用抗风湿药如甲氨蝶呤（MTX）等，但报道有效率只有40%，同时具有肝肾损害、骨髓抑制等副作用。近年来中医药对该病的认识和治疗已取得不少进展，特别是在顺利撤减激素、预防激素副作用，甚至替代激素的过程中彰显了优势，可以缩短病程，防止反复。胡荫奇教授治疗成人斯蒂尔病，经验丰富，疗效满意，现将其学术思想概述如下。

（一）病因病机

胡荫奇教授认为本病的特点是高热，伴关节痛、皮疹、咽痛等，当属中医"热痹"范畴。参照先贤有关热痹的相关论述，如《素问·四时刺逆从论》中"厥阴有余病阴痹，不足病生热痹"，《增补内经拾遗方论》中"风寒湿三气杂至，而客于经络，郁而为热痹也"，并结合疾病发病特点及临床表现，胡荫奇教授认为本病的病因病机为人体正气不足，外感六淫病邪，正虚无力驱邪，邪气潜伏于体内，日久化热成毒，耗气伤阴，再遇劳累、七情内伤、饮食失调或感受外邪后，引动伏邪，从阳热化，热入卫气营血。因此，发病时多无表证或表证浅轻，以高热等卫分证为主要表现，若治疗不当或邪气亢盛，进一步内传，邪入气营，形成气营两燔证，症见高热、热时伴皮疹色红、口渴、咽痛明显等症状。病情反复，邪气潜伏日久，耗气伤津，阴虚内热，血脉瘀滞，而见阴虚血瘀之证，临床多见低热不退、乏力倦怠、五心烦热、皮疹隐隐、口干咽痛等症状。

胡荫奇教授认为本病的病机关键是邪实正虚。初期以邪实为主，邪实多为湿、热、毒、瘀。后期伤及正气，可出现气阴两伤，尤其是阴血亏虚的证候，但这时余邪未清，多表现为本虚标实之证。

（二）分期论治

胡荫奇教授根据本病的临床特点，结合多年临床经验，将本病分为发作期和缓解期，将卫气营血理论和六经辨证理论相融合，强调辨病与辨证相结合，分期制宜。

1. 发作期

胡荫奇教授认为发作期邪气偏盛，当以驱邪为主。初起正邪交争于卫气，当疏风透邪清热；或是邪从阳热化，湿热蕴结成毒，当清热解毒、利湿通络；湿热毒邪直入气、营，气营两燔，则当清热凉血解毒、泻热透邪消疹。

（1）卫气同病证。症见发热汗出，咽痛，瘰疬肿痛，口干口渴，全身酸痛，或见关节疼痛、屈伸不利，或见颈胸皮肤泛起红疹，热退疹消，舌边尖红、苔薄白或薄黄，脉浮数。以疏风透表、清热解毒为治则，方用银翘散合白虎汤加减。热势重者，加寒水石、玄参；关节疼痛重者，加忍冬藤、威灵仙、豨莶草等；汗多者，加生黄芪、防风；咽痛明显者，加桔梗、木蝴蝶、板蓝根；皮疹较重者，加牡丹皮、赤芍等。

（2）湿热蕴结证。症见发热，午后热甚，伴咽痛，口苦，困倦乏力，纳呆或恶心，舌质红，苔黄腻，脉滑数。治以清热解毒、除湿通络，方用三仁汤合宣痹汤加减。关节红肿热痛甚，加大清热解毒之力，如加金银花、蒲公英、络石藤、苦参等；湿重于热，重用苍术、泽泻、萆薢、茵陈以祛其湿；热重于湿，应重用黄柏、板蓝根、栀子以清热凉血解毒。

（3）气营两燔证。症见高热持续不退，烦躁汗出，口干渴，咽痛甚，关节肌肉疼痛较剧，周身散在红疹，小便黄赤，大便干结，舌红或绛，苔黄燥少津，脉洪数。治以清营凉血、透热解毒，方用清瘟败毒饮和清营汤加减。关节痛甚者，加威灵仙、徐长卿、穿山龙等；口干渴明显者，加天花粉、百合、麦冬、石斛等；烦躁汗出者，加石菖蒲、淡豆豉、天竺黄等；咽痛明显者，加牛蒡子、僵蚕、锦灯笼等。

2. 缓解期

缓解期为发热后或疾病的间歇期，此时正邪交争不剧，正气虚，邪气尚存，发热不著，治疗当以扶正为主兼以祛邪。缓解期以阴虚内热证、阴虚血瘀证和气阴两虚证多见，分别以养阴清热、活血化瘀和益气养阴为法。

（1）阴虚内热证。症见低热、昼轻夜重，或五心烦热，伴面潮红，腰膝酸软，关节肌肉隐痛，口干喜饮，咽干咽痛，盗汗失眠。舌红或瘦小，苔薄少津，脉细数。治以养阴清热，方用青蒿鳖甲汤加减。

（2）阴虚血瘀证。症见低热反复不退，皮疹隐现，关节肌肉酸痛，五心烦热，心悸盗汗，口干，颧红。舌质暗红或见瘀斑瘀点，脉细涩。治以养阴清热、活血化瘀，方用增液汤合血府逐瘀汤加减。

（3）气阴两虚证。症见体倦乏力，劳累后发热，自汗，头晕眼花，气短懒言，面色少华，唇甲色淡，舌质淡，苔薄白，脉细弱。治以益气养阴、甘温除热，方用青蒿鳖甲汤合补中益气汤加减。

六、治疗硬皮病经验

硬皮病，也称为系统性硬化症，是一种以皮肤和（或）内脏器官胶原沉积，广泛进行性纤维化、硬化为特征的自身免疫性疾病，轻者皮肤病变局限，皮肤呈点片状或条状损害，皮肤颜色变紫，逐渐变硬、萎缩；重者皮肤病变可累及四肢、胸颈、面部，皮肤坚硬如革，表面呈现蜡样光泽，不能捏起，面具脸。后期不仅皮肤萎缩变薄、骨节萎缩，还可有脏腑受累，如肺间质病变、肾损害等。按病变范围可分为局限性硬皮病和系统性硬皮病。前者病变主要局限于皮肤，后者除皮肤损害外，累及肺肾等脏器。

临床上以系统性硬皮病为多，其病因尚不明确，发病机制复杂，目前认为与自身免疫功能失调、胶原合成异常、血管炎性病变等有关。

（一）发病责之肺脾肾，痰瘀互结是病机

硬皮病属中医学"皮痹"范畴。皮痹之名始见于《素问·痹论》中"风寒湿三气杂至，合而为痹……以秋遇此者为皮痹……在于皮则寒"的论述。其篇中"痹或痛，或不痛，或不仁……其不痛不仁者，病久入深，荣卫之行涩，经络时疏，故不痛；皮肤不营，故为不仁"的论述指出，此病乃经络血行瘀滞不通而致。《诸病源候论·风痹候》对其症状描述为"秋遇痹者为皮痹，则皮肤无所知"，同时又提到"痹者……其状肌肉顽厚，或肌肉酸痛……气虚则受风湿而成此病，日久不愈入经络，搏于阳经，亦变全身手足不遂"，对本病的病因病机及症状均做出了清晰的论述。《传信适用方》中"四肢坚如石，以物击之似钟磬，日渐瘦恶"清晰地描述出了本病的临床特征。清代叶天士《临证指南医案》中有云："痹者……皆由气血亏损，腠理疏豁，风寒湿三气得以乘虚外袭，留滞于内以致湿痰、浊血流注凝涩而得之。"指出该病病机为气血亏虚，风寒湿邪内侵以致痰浊瘀血形成。

胡荫奇教授总结多年临床经验，指出：硬皮病的发病根源在于机体正气亏虚，风寒湿等邪气乘虚而入，侵袭肌表，寒凝血瘀，留滞不去，痹阻于皮肤肌肉，血行涩滞，皮肉失养。肺主皮毛，脾为后天之本、气血生化之源。"正气存内，邪不可干"，本病的发生必先有肺脾气血不足，营卫失调，腠理失

密，风寒湿等外邪才得以乘虚而入。邪痹日久，阻滞气血，瘀血内生，津停成痰，痰瘀互结；或是肺脾虚弱、肾阳虚弱，气血运行迟缓而生瘀痰，痰瘀结聚，停滞于皮肤脉络甚至脏腑，失却气血之濡润温养致皮肤肿胀硬化、纤维化，甚至坚硬如革。病久亦可损及肾阳，肾阳虚衰，阴寒内生，加重病症。故本病以肺脾肾三脏亏虚为本，以寒凝、血瘀、痰阻为标。痰瘀互结是主要病机，并且贯穿疾病始终。

（二）分期论治，病证结合

胡荫奇教授提出硬皮病的治疗应"病证结合，分期论治"。根据疾病发展特点，将疾病分为水肿期（早期）、硬化期（中期）、萎缩期（后期）。

1. 疾病早期即为水肿期

此期的病机为肺卫不固，腠理空虚，风寒湿热等外邪乘虚袭入，留滞经络，痹阻不通而为病，其病位在表在皮。临床特征性表现为面部、肢端皮肤肿胀，肤色变紫暗。辨证多属寒凝血瘀证或湿热痹阻证。

（1）寒凝血瘀证。

症状：皮肤点片状或大片状变硬，肤色晦暗，四肢末端出现雷诺现象，遇寒加重；可伴有关节疼痛，畏寒无汗，毛发脱落；舌质淡红，苔薄白，脉沉细涩。

治法：温阳散寒，活血通络。

方药：羌活胜湿汤合桃红四物汤加减，药物包括羌活、独活、防风、桂枝、黄芪、川芎、桃仁、红花、当归等。雷诺现象明显者加细辛、莪术、刘寄奴、鸡血藤、全蝎等散寒活血通络之品。兼有风寒外感表证者可加用荆芥、麻黄、细辛等祛风散寒解表。

（2）湿热痹阻证。

症状：皮肤肿胀发硬，发展迅速，肤色发红；可有关节、肌肉肿痛，发热汗多，咳嗽；舌质红，苔黄，脉细数。

治法：祛风清热，除湿通络。

方药：宣痹汤合二妙散加减，药物包括防己、杏仁、滑石、连翘、栀子、薏苡仁、半夏、晚蚕砂、苍术、黄柏等。兼有风热之象者，可加用薄荷、金银花、玄参、夏枯草等疏风清热解毒。

2. 疾病中期即为硬化期

此期的病机为外邪入内，停滞经脉之中，气血津液疏布失常，生痰成瘀，痰瘀互结，痹阻于皮肤、脉络、脏腑而发病。临床特征表现为皮肤变硬发厚，肤色晦暗，感觉减退，色素沉积。颜面表情僵硬或者呈"面具脸"。辨证多属脾肾阳虚，痰湿痹阻证。

症状：皮肤变硬如板，感觉减退；"面具脸"，出现雷诺现象，手指麻木，关节僵痛，活动不利，头身困重，进食哽噎，或见胸闷咳嗽，腹胀纳呆，畏寒肢冷；舌质紫暗，舌苔白腻，脉细涩。

治法：温运脾肾，化痰祛瘀。

方药：二陈汤合身痛逐瘀汤加减，药物包括姜半夏、陈皮、白术、茯苓、白芥子、当归、鹿角胶、桂枝、鸡血藤、莪术、土茯苓、土贝母、徐长卿、穿山龙、僵蚕、全蝎等。

3. 疾病后期即为萎缩期

此期的病机为病邪久恋，痰瘀互结，损及肺脾肾三脏，气血不足，真阳虚衰，肌肤失养。临床多见气血不足，脏腑虚损证。

症状：皮肤萎缩，变硬变薄，呈现蜡样光泽；面具脸，面部皱纹及表情丧失，伴面色晦暗无华，头发干枯脱落，体瘦形槁，骨节肌肉疼痛，腹胀纳差，心悸失眠，气短乏力；舌淡或舌体瘦小，苔薄，脉沉细。

治法：调补脏腑气血、祛瘀活血通络。

方药：八珍汤合独活寄生汤加减，药物包括黄芪、当归、炒白术、茯苓、鸡血藤、牛膝、杜仲、党参、龙眼肉、独活、桑寄生、秦艽、防风、细辛、川芎、白芍、甘草、乌梢蛇等。肾阳虚寒者加用熟地黄、附子、肉桂、白芥子、鹿角胶等取阳和汤之意以温阳补血，散寒通滞；脾虚明显者配合归脾汤加减；肺阴亏虚者加百合、天花粉、石斛、生地黄、玄参等养阴润肺之品；久病阴虚有热者加知母、牡丹皮、地骨皮、白薇等。

（三）重视痰瘀致病

胡荫奇教授认为，本病发病过程中，特别是中后期，痰瘀痹阻是重要的病机特点，化痰祛瘀通络应贯穿疾病治疗的始终。疾病不同时期，依病证不同、损及脏腑不同，灵活辨证用药。如症见胃脘胀满、纳谷不馨、腹胀便溏，乃因脾失其温煦运化，痰浊水湿内停，可于辨证选方的同时酌加法半夏、瓜蒌、陈皮、茯苓、泽泻、生薏苡仁等健脾化痰利湿；若见胸脘痞满、身热不扬、乏力纳差者，加用豆蔻、草果、厚朴清化痰饮，温中化浊；若见皮肤肿胀，或呈现条索、斑片状硬化，皮肤萎缩，肌肤麻木者，乃顽痰胶结肌表，可用白芥子、胆南星、山慈菇等消痰散结，消散停于肌表的顽痰。祛瘀可酌加丹参、赤芍、川芎、莪术、三棱、三七粉、地龙、土鳖虫等凉血活血、化瘀通络之品，配合丝瓜络、皂角刺、络石藤等通经活络之品，加强活血通窜之力。对于顽痰黏滞者，还应伍以鳖甲、夏枯草、牡蛎等清热软坚散结之品以消散浊痰、瘀血等有形之邪防其结聚生热。

（四）注重气血流转

胡荫奇教授治疗硬皮病强调重视活血行气。他认为，经络畅达，气血运行无碍，四肢百骸皮毛得养，则皮肤僵硬萎缩等即可得以改善，此即"流水不腐"之意。故在辨证用药上，根据痰浊瘀血的轻重不同，合理选择用药，以促进气血流转通畅为原则。

1. 瘀血以通为用

在化瘀药物的选择上，宜选用养血活血化瘀之品，如多用当归、丹参、赤芍、鸡血藤等养血活血，用川芎、红花、姜黄、五灵脂、骨碎补、莪术等活血化瘀，以缓攻瘀血。因本病患者多病程长、病情反复，长期服用免疫抑制剂、非甾体抗炎镇痛药及激素类药物，日久易损伤脾胃，故使用药性和缓的活血化瘀药物，攻邪同时顾护脾胃，胡荫奇教授即喜用莪术而少用三棱、酒大黄等峻猛之品。

2. 痰饮以化为主

胡荫奇教授认为硬皮病引起的皮肤肿胀、僵硬乃是痰浊内阻所致，活血化瘀治疗需配合化痰祛浊之品，痰瘀消散，气血才得以流通，达于四末，濡润肌肤则皮肤硬肿消散。痰浊乃水湿停聚所致，故利水渗湿乃为基本治法，泽泻、猪苓、萆薢、车前子等为常用利湿之品。肺为水之上源，利水不忘宣肺，常酌加桔梗、芦根开宣肺气、布散津液。若皮肤僵硬明显者，可用鳖甲、胆南星、山慈菇、玄参等软坚散结之品。若伴肢体肌肉麻木不仁者，酌以白芥子配伍胆南星，温阳宣通，内逐寒痰水饮，外消痰核结聚，并利用僵蚕、全蝎等虫类药物搜剔之力辛温散结通络。

3. 通阳以利流转

硬皮病患者常伴有雷诺现象，临床表现为遇寒后手指变白变紫。此现象也偶发于鼻尖和耳郭。胡荫奇教授认为，此乃阳气内郁，不达于外，阴阳之气不相顺接所致，因此要注重通阳活血。通阳即让阳气流通起来，带动气血布达于四末。临床常用桂枝、当归、细辛等通阳之品，而不是生姜、附子等大辛大热之品，因这些药物缺乏流动之性，所以治疗雷诺现象并非温阳即可，一定要注重通阳以利气血流转。

4. 疏肝解郁以行气血

胡荫奇教授在风湿病的治疗过程中，重视患者的心理调适。他认为情绪因素是风湿类疾病发病及加重的重要因素。因此在疾病治疗过程中，注重疏肝行气，调畅情志以利气血流通。常在处方中适当配伍柴胡、香附、合欢皮、陈皮、玫瑰花等以疏肝解郁，调畅气机。

（五）取现代药理之成果，病证结合

胡荫奇教授衷中参西，提倡中西医优势互补，相互融合。治疗硬皮病，在注重辨证论治的同时，善于汲取现代药理之成果，选用对该病有针对性治疗作用的药物，辨病辨证相结合，提高临床疗效。如活血化瘀多选川芎、当归、赤芍等，除活血不破气之外，现代药理研究也证实，此三味药皆有保护血管内皮、防止基底膜损伤、改善微循环等多种作用，可使硬化的皮肤变软，色素沉着消退或减轻，尤其对肢体末梢疼痛、溃疡、畏寒等缺血性改变有很好的改善作用。鳖甲可以调节免疫，提高免疫功能，并抑制结缔组织增生和血管周围纤维化，故常在本病萎缩期应用。又如，胡荫奇教授在辨证施治基础上喜加用山慈菇、积雪草、百合、苦参等。现代药理研究表明，山慈菇、百合含秋水仙碱成分，具有抑制胶原合成、抗纤维化作

用。积雪草中有效成分积雪苷可抑制成纤维细胞的增殖活性，明显降低酸性黏多糖和胶原含量，减少胶原纤维数量，对结缔组织纤维和基质合成有抑制作用。苦参中主要成分苦参素可通过抑制成纤维细胞增殖及Ⅲ型原胶原 mRNA 的表达而起到抗纤维化作用。胡荫奇教授还常常结合近代活血化瘀中药抗纤维化研究进展，提倡中药汤剂口服的同时配合丹参注射液、红花注射液、川芎嗪注射液等静脉滴注以增加疗效。

（六）内外结合，增加疗效

胡荫奇教授提高硬皮病治疗效果的另一个重要环节就是中药内外治疗相结合。尤其是局限性硬皮病，因其发病不累及其他系统及脏腑。可在内服中药进行整体治疗的同时，结合中药制剂局部皮肤外用以增加疗效。在不同病变时期，外用中药可灵活采用温通散寒、活血消肿、清热解毒、化痰散结之品，直达病所。

外用方 1：黄柏、生大黄、黄芩、白及、白芷各 6 g，儿茶、蒲公英、大血藤各 10 g。用法：取 3 剂共制成极细粉末，加适量麻油或蜂蜜调成糊状于患处外用，每天 1 次。本方适用于水肿期，局部皮肤可见红肿、疼痛等。方中儿茶、蒲公英、大血藤有活血化瘀、消肿止痛、止血生肌的功效；白及味涩质黏，敛疮生肌，为外疡消肿生肌常用药；大黄外用泻热解毒，凉血消肿；黄柏、黄芩清热解毒燥湿；白芷祛风止痒，散寒止痛，可治皮肤风湿瘙痒。诸药配合共奏活血消肿、清热解毒、燥湿生肌之功。

外用方 2：透骨草、伸筋草各 15 g，皂角刺、路路通、川芎、威灵仙、桂枝、鸡血藤各 10 g。用法：取 3 剂共制成极细粉末，加适量麻油或蜂蜜调成糊状于患处外用，每天 1 次。本方适用于硬肿期及萎缩期。方中透骨草、伸筋草舒筋散结，消肿软坚；皂角刺、路路通、威灵仙通透力强，散痰结祛寒凝；川芎、桂枝、鸡血藤温通脉络，行气活血。诸药配合共奏通络、活血、软坚、散结之功。

七、治疗产后痹经验

产后痹即古籍中所提之"产后身痛""产后关节痛""产后中风""产后痛风"等。后经中华中医药学会风湿病分会倡议，将妇女产褥期及产后百日内所患痹病，统称为"产后痹"。

唐代昝殷所著的《经效产宝》是我国第一部妇产科专著，书中有"产后中风，身体疼痛，四肢弱不遂"的论述，并对产后痹发生的原因进行了较为详细的论述："产后中风，由产伤动血气，劳损脏腑，未平复起早劳动，气虚而风邪秉之，故中风。风邪冷气客于皮肤经络，但疼痹赢乏，不任少气。若又筋脉挟寒，则挛急㖞僻，挟温则纵缓弱，若入诸脏，恍惚惊悸，随其所伤脏腑经络而生病。"此论述备受后世医家推崇，并在此基础上有所深入。

胡荫奇教授结合既往医家论述及个人临床经验，指出产后痹的发生是由于产后气血耗伤，百节开张，气血流散，致使肌肤、筋脉、关节、脏腑失于濡养；同时气血不足，营卫失和，风寒湿等外邪更易乘虚入侵，内外相引而发病。病久邪气入里，或与痰瘀等体内病理产物相合，留阻于筋脉关节；病邪深入，损及脏腑阴阳而生变证。胡荫奇教授尤其强调，产后痹要抓住气血不足这一致病根本，根据妇人"产后多虚、多瘀"的特点灵活辨证。临床治疗上宜在养血扶正的基础上祛邪除痹。

（一）临床辨治强调虚实夹杂

胡荫奇教授指出产后痹临床证候以虚实夹杂多见，治疗时在祛除外邪的同时，应不忘补气养血，固护正气。依据产后痹之发病特点，临床上常分以下证型论治。

1. 风寒湿痹阻证

本证是由于产后气血不足，卫外不固，感受风寒湿邪，痹阻经脉而发病。临床表现可见肢体关节肌肉麻木疼痛，遇冷加重，伴见肢体重着、体倦乏力、畏寒喜暖等症状。

本证治疗以养血散寒、通络止痛为原则。常以当归补血汤、四物汤补血养血，同时配伍威灵仙、海桐皮、穿山龙、伸筋草、青风藤等祛风散寒通经络。风邪偏盛者加防风、羌活、天麻等；寒邪偏盛者加白芥子、肉桂、干姜、炮姜等；湿邪偏盛者加用木瓜、白豆蔻等。胡荫奇教授治疗此类证型患者多加用鸡血藤 15～45 g，该药味甘，具温通之性，可补血活血，通阳活络，是治疗产后风湿的一味要药。现代药理研究也表明本药具有纠正贫血、镇痛、双向调节免疫作用。

2. 湿热痹阻证

若产妇素体阳盛，感受外邪后从阳化热，或素有脾虚湿盛，产后过度进补，脾运呆滞，湿浊内生，郁久化热，湿热蕴结，痹阻关节筋骨而生本证。临床可见关节红肿热痛，肢体沉重乏力，可伴见发热，口干喜饮或口干不欲饮，腹胀纳呆，舌质红，苔薄黄或黄腻，脉沉滑或沉细。

本证治疗以养血活血、清热利湿、通络止痛为原则。常在应用当归、川芎、首乌养血活血的同时，依据湿热之邪偏重不同，灵活选择用药。湿邪偏重者加用苍术、白术、陈皮、薏苡仁、木瓜、防己、泽泻、半夏等；热重于湿者多选用虎杖、忍冬藤、茵陈、滑石、黄柏、知母、秦艽等，少用蒲公英、生石膏等苦寒之品以免伤阴。关节肿痛难消者，常配伍片姜黄、肿节风、僵蚕、豨莶草、络石藤、鹿衔草等加强清热消肿除痹之功效。胡荫奇教授建议慎用阿胶、熟地黄等，以防滋腻恋邪。

3. 瘀血痹阻证

此证的发生乃产时气血耗伤，再感外邪留滞经脉，气血运行受阻；或产后恶露不尽，留滞胞宫，停而成瘀。临床症见关节刺痛，且疼痛固定，夜间加重，伴肢体麻木，小腹坠痛，恶露不尽，舌质暗红，或见瘀点瘀斑，苔薄白，脉沉涩。

本证治疗宜养血活血，祛瘀通络。多选用鸡血藤、三七粉、桃仁、红花、益母草、当归、川芎、川牛膝等养血活血祛瘀。胡荫奇教授尤其指出产后痹应少用三棱、莪术、水蛭等破血逐瘀之品，以防耗血动血。

4. 肝肾阴虚证

此类患者多为产后气血大伤，耗伤肝肾精血，或病程较久，损及肝肾所致。临床可见关节疼痛、屈伸不利，甚至僵硬变形，肌肉萎缩，伴见气短乏力、腰膝酸软、头晕耳鸣、低热盗汗、五心烦热等表现。

胡荫奇教授治疗此证常以桑寄生、杜仲、山茱萸、熟地黄、黄精、葛根、枸杞子、鸡血藤等补益肝肾，养血荣筋，并多配伍龟板、鹿角胶、阿胶等血肉有情之品，与人身之精血生气相通。

5. 脾肾阳虚证

此证的发生多因产后调护失宜，过早劳动，或贪凉饮冷，伤及阳气，外感之寒湿邪气，入里凝滞，更损阳气，而致脾肾阳虚益盛。症见肢体关节冷痛，屈伸受限，甚者可见关节变形，伴见肢体痿软无力，畏寒喜暖，腰背冷痛或僵痛，大便溏泄等。

本证治疗以温阳散寒、养血通络为原则。常选用淫羊藿、巴戟天、仙茅、杜仲、干姜、肉桂、肉苁蓉、细辛等温补脾肾；川芎、鸡血藤、桂枝、川牛膝等温经活血，除痹通络。阳虚寒甚者可加用鹿角胶（霜）温肾益精，助阳活血。

（二）灵活运用虫类及藤类药物

胡荫奇教授治疗本病，常在辨证选方的同时，加用藤类药物协同增效。如湿热偏盛者，加用忍冬藤、豨莶草、络石藤等；风寒湿邪偏盛者加用青风藤、海风藤、桂枝等。胡荫奇教授尤擅用鸡血藤，认为此药既补血又活血，既祛风又止痛，且药性平和，虚实不限，可应用于产后痹的各种证型。

病程较久，气血瘀滞，疼痛较重难除者，胡荫奇教授常选用虫类药物以达到搜风剔络逐邪之功效。如常应用莪术、僵蚕透达关窍，通瘀血痰凝之痹；取全蝎、蜈蚣走窜剔络，去邪痹日久之疼痛；取乌梢蛇、蜂房驱经络之风以疏风止痹痛。因虫药药性多温燥，且有一定毒性，产后妇人多虚，故应用时间不宜过长，用量不宜过大，应尊崇"邪去而不伤正，效捷而不猛悍"的原则，中病即止。同时配合当归、黄精、枸杞子、五味子等滋阴养血之品，以防其耗血伤阴。

（三）注重疏肝行气养血，寒热虚实兼顾

胡荫奇教授认为妇人产后多阴血亏耗，肝失濡养，失其畅达之性；或者小产后所欲不得，心情悲伤，肝气郁结。故产后痹除有关节症状外，多伴有抑郁心烦、悲伤欲哭等情志变化。故在治疗过程中常加用香附、郁金、柴胡、香橼、玫瑰花、合欢皮（花）等疏肝解郁、调畅情志。特别是玫瑰花一味，药性温和，气味芳香，既可疏肝理气解郁，又可活血和血止痛。

另外，胡荫奇教授认为产后痹与一般痹病不同，本病的发生以气血亏虚为本，故选药宜平和，过寒则易使血凝瘀滞，过热则易灼津动血。他每于温阳散寒时少用吴茱萸、附子等大热灼阴之品，而酌加白芍、路路通、豨莶草、黄精等制其温燥；清热利湿剂中加用桂枝、细辛、鸡血藤等防其凝滞。另外，治疗时应虚实同治，注意寒热平调，忌过于寒凉或过于辛热，不可大吐、大汗、大泻，用药时应遵循补益勿过壅滞、风药勿过辛散、祛湿勿过干燥、清热勿过寒凉等原则，过寒则寒凝血瘀，过热则伤津耗血。

第三章　用药心得

　　胡荫奇教授深谙药性，兼通药理，在强直性脊柱炎的治疗中，常常选择两味药物配合应用，这些药物的配合，或相辅相成，或去味取性，或去性取味，既可增强药效，又可全面照顾病情，还可减轻或消除药物的毒性及副作用，既符合中医"七情"配伍原则，又有现代药理学新进展的灵活应用。胡荫奇教授临床用药往往事半功倍，形成了其治疗风湿病的特色，真正体现了老专家勤求古训、博采众长的治学精神。

一、治疗类风湿关节炎对药

　　胡荫奇教授治疗类风湿关节炎时，强调在中医辨证论治的原则下，选用一些经现代药理研究证实对类风湿关节炎具有针对性治疗作用的药物以增强疗效。经过多年的临床实践，他总结出几组具有固定的配伍关系且疗效显著的对药（药对），随证灵活应用于临床。

（一）土茯苓与土贝母

　　土茯苓味甘、淡，性平，入肝、胃经，具有解毒除湿、通利关节之功效。《本草正义》中言其"利湿去热，能入络，搜剔湿热之蕴毒"；土贝母味苦，性微寒，归肺、脾经，既能清热解毒，又能消肿散结。二者配伍功擅清热解毒、利湿散结、通利关节，是胡荫奇教授治疗风湿热痹的重要对药，多用于类风湿关节炎活动期，症见关节红肿热痛、屈伸不利，发热口苦，红细胞沉降率、C反应蛋白等炎性指标升高，舌红苔黄腻，脉滑数。临床研究也证实土茯苓和土贝母对于降低风湿指标、缓解外周关节肿胀疼痛、改善关节功能有良效。

（二）青风藤与穿山龙

青风藤味辛、苦，性温，入肝、脾经，祛风除湿、通经活络，兼能行痰；穿山龙味苦，性微寒，入肝、肺经，祛风除湿、活血通络。两药配伍，辛开苦泄温通，相须为用，共同起到祛风除湿、祛瘀通络的作用。现代药理研究证实，青风藤主要成分为青风藤碱，具有镇痛、抗炎和抗风湿作用，其作用机制可能与其释放组胺、抑制组胺酶活性、提高细胞内cAMP水平、兴奋垂体-肾上腺系统及吗啡样镇痛作用有关，与抗组胺药合用不仅可增强镇痛作用，并能减轻其副作用。青风藤具有促进组胺释放的作用，部分患者服药初期多有皮肤瘙痒、面部潮红、皮疹、头晕、恶心等副作用。穿山龙主要成分为薯蓣皂苷等多种甾体皂苷，在体内有类似激素样的作用，可有效抑制过敏介质释放，具有明显的抗炎、止咳、祛痰、镇痛的作用，与青风藤配伍不仅能镇痛、抗炎，还能减轻青风藤的副作用。临床常用二者治疗风寒湿热痹阻经络引起的诸肢节疼痛，效果明显。

（三）生地黄与牡丹皮

生地黄味苦、甘，性寒，具有清热凉血、养阴生津之功效；牡丹皮味苦、辛，性寒，有清热凉血、活血散瘀作用。二药配伍，清热凉血之力增强，活血止痛之功效显著，可用于治疗类风湿关节炎湿热痹阻筋脉关节所致的关节红肿热痛、皮疹发热等。

（四）骨碎补与威灵仙

骨碎补味苦，性温，归肝、肾经，具有补肾强骨、活血止痛的作用，临床多用于治疗肾虚腰痛骨痛、牙齿松动、骨折筋伤等；威灵仙辛散温通，性善走窜，通行十二经脉，既可祛在表之风湿，又可化在里之湿浊，通行经络以止痛。两药一补一通，相须为用，温肾散寒、祛风湿、通经络作用更强。现代药理研究证实，骨碎补可增强成骨细胞的功能与活性，促进新骨形成，同时抑制其产生或分泌一些破骨细胞促进因子，使破骨细胞生成减少。威灵仙具有显著的抗炎、镇痛及促进平滑肌运动的作用，可对抗平滑肌痉挛，并表现出显著的镇痛作用。二者相伍，具有抗炎镇痛、抑制骨侵蚀、改善骨质疏松的效果。

（五）山萸肉与白芍

山萸肉味甘、酸，性温，归肝、肾经，具有补益肝肾、收敛固涩之功，既能补肝肾之阴，又能温补肾阳，为平补阴阳的要药。白芍味苦、酸，性微寒，归肝经，具有平抑肝阳、养血敛阴、柔肝止痛的作用。二者配伍，山萸肉补益肝肾治其本，白芍柔肝缓急止痛治其标，相须为用，标本兼治，是治疗类风湿关节炎肝肾亏虚证的效佳对药。现代药理研究证实，两个药物的提取成分均具有免疫调节及抗炎作用，对大鼠佐剂性关节炎有明显的抑制肿胀、抗炎、免疫调节作用。

二、治疗强直性脊柱炎对药

（一）鳖甲与三七粉

鳖甲味咸，性寒，入肝经，有滋养肝阴、软坚散结之效。现代药理学深入探究揭示，鳖甲可显著提高胶原酶活性水平，增加胶原降解，对动物体内结缔组织异常增生有抑制作用。此外，据相关文献记载，鳖甲超微细粉具有增加骨密度的功能，在提高钙表观吸收率、股骨骨密度、股骨骨钙含量方面优于碳酸钙。胡荫奇教授在临床使用鳖甲时，多取其软坚散结之效，并巧妙结合三七粉散瘀消肿之功，应用于强直性脊柱炎早期治疗阶段，防止椎体出现韧带钙化，从而有效控制疾病的发展进程。

（二）羌活与独活

羌活味辛、苦，性温，入膀胱、肾经，既可发汗解表，散足太阳膀胱经游风、头风，又可祛风除湿、通利关节、缓解疼痛，治疗由于风寒湿邪侵袭机体所导致的肢体疼痛、肩背酸痛，且对上半身疼痛的疗效显著。独活味辛、苦，性微温，入膀胱、肾经，具有祛风胜湿、宣痹止痛之效。在组方运用中，羌活侧重于行上焦而理上，长于祛风散寒，其力可直达巅顶，横行肢臂；而独活则专注于行下焦而理下，长于祛风湿，能通行气血，疏导腰膝，引药下行至腿足。两药配伍，一上一下，直通足太阳膀胱经，共奏疏风散寒、除湿通络、活血止痛之功。

（三）半枝莲与细辛

半枝莲味辛，性寒，入肝、肺、胃经，具有清热解毒、活血消肿、利尿通淋之功效，广泛应用于治疗疮疡痈疽、咽喉红肿疼痛、水肿、黄疸及跌打损伤等。细辛味辛，性温，归肺、肾经，能散寒解毒、祛风止痛、温肺化饮、通窍开闭。《本经逢原》："细辛辛温上升，入手足厥阴、少阴血分，治督脉为病脊强而厥。"《本草新编》："夫细辛，阳药也，升而不沉，虽下而温肾中之火，而非温肾中之水也。"细辛之气芳香走窜，清透而不浑浊，辛散之力强大，有较好的通络止痛之功。二药相伍使用，细辛之温性得半枝莲寒凉之性调和，寒热相配，互补互用，既能清热解毒，又能祛风止痛，是胡荫奇教授在临床实践中常用的经典组合之一。

（四）骨碎补与补骨脂

骨碎补味苦，性温，主入肝、肾经，有坚肾壮骨、行血补伤、止痛消肿之效，《本草述》赞其"止腰痛行痹"。补骨脂味苦、辛，性温，入脾、肾经，气味香浓，有补命门、纳肾气、益肾温阳之效，其性温能祛寒，味辛可散结，质润能起枯，温通益损之功颇宏。二药配伍，既益肝肾精血，又温化肾阳，而达壮督强骨之用，也是治疗强直性脊柱炎治病求本贯穿始终的对药。《药性论》中曰骨碎补"主骨中疼痛，风血毒气"。《药性论》中述补骨脂有"逐诸冷顽痹"之效。二者相须并用，不仅可以强化其温补肾阳、强筋健骨、祛风除湿之功，更因骨碎补所具备的活血化瘀特性，进一步拓宽了治疗范围，对于改善局部血液循环具有积极作用。

（五）半枝莲与白芥子

半枝莲味辛，性寒，入肝、肺、胃经，具有清热解毒、活血消肿、利尿通淋之功效，用于治疗疮疡痈疽、咽喉肿痛、水肿、黄疸以及跌打损伤等，现代药理学研究证实，半枝莲有抗菌、抗病毒、抗恶性肿瘤的功能，并有促进细胞免疫的积极作用。白芥子味辛，性温，归肺经，作为气分要药，具有祛痰散结、消肿之功效，能够搜逐潜藏于皮里膜外和筋骨关节间的痰浊之邪，研究表明白芥子具有显著的祛痰和抑菌作用。两者相伍，寒温并用，既清热解毒、化痰散结，又散瘀消肿，对于治疗痰湿毒瘀痹阻经络关节所致的腰骶及脊背部疼痛、强直僵硬、活动受限等有良好效果。此外，两药在抗菌、抗病毒方面的协同作用，能有效抑制肠道细菌，特别是克雷伯菌的生长繁殖，可以有效阻断细菌对强直性脊柱炎的触发作用，其与现代医学运用柳氮磺吡啶有异曲同工之妙。

（六）徐长卿与穿山龙

徐长卿味辛，性微温，归肝、胃经，有较好的祛风止痛作用。穿山龙味苦，性微寒，入肝、肺经，功能祛风除湿，活血通络。两药相辅相成，祛风活络止痛效果明显，广泛地用于风寒湿阻、气滞血瘀所引起的关节疼痛之症，为临床治疗此类疾病提供了有力的药物组合方案。

三、治疗干燥综合征对药

（一）沙参和生地黄

在养阴药中，胡荫奇教授最常用的就是沙参和生地黄了，二者经药理实验验证，具备免疫调节功能，对免疫介导性疾病展现出良好的疗效。沙参味甘、微苦，性微寒，口感好，归肺、胃经，有养阴清热、润肺化痰、益胃生津之效。现代研究认为其具有抗氧化、免疫调节、抗肿瘤、抗炎等药理作用，临床常以 30 g 剂量配伍入方。研究认为北沙参中含有的多糖是其调节机体免疫功能的主要成分。北沙参通过提升外周血中 $CD3^+$、$CD3^+ + CD4^+$、$CD3^+ + CD8^+$ T 淋巴细胞水平，提高机体特异性和非特异性免疫功能。同时对多种癌细胞均有抑制作用。此外，北沙参提取物具有抗炎作用，可有效抑制小鼠耳朵肿胀及腹腔毛细血管的通透性，具有显著的抗炎活性。生地黄味甘、苦，性寒，归心、肝、肾经，功善清热凉血、养阴生津，《用药法象》谓其"凉血补血，补肾水真阴不足"，现代药理研究深入剖析发现，生地黄有效成分为梓醇、地黄多糖，不仅具备抗癌、抗炎、降血糖等多重药理作用，还能增强体液免疫和细胞免疫功能，对肾上腺皮质网状带的萎缩有保护作用。生地黄能使受地塞米松抑制的血浆皮质醇浓度升高，起到预防长期使用类固醇激素引发的皮质萎缩的作用，并有效减轻此类药物的副作用。并且其含有的黏液质成分可促进唾液腺、胃腺、肠腺分泌，缓解口干症状，增强消化功能。然而，大剂量使用时需注意观察排便情况，对于脾胃虚寒而泄泻便溏者，用量不宜过大。

（二）半枝莲和白花蛇舌草

干燥综合征的本质可归属为一种复杂的免疫介导疾病，因此，在临床治疗中，常用具有祛邪解毒功效的中药，如半枝莲、白花蛇舌草等。半枝莲味辛、微苦，性凉，归肺、肝、肾经，功能清热解毒，活血化瘀，消肿止痛。现代药理研究认为半枝莲有抗癌、护肝、抑菌及免疫调节作用，动物实验进一步证实，其能通过干预细胞有丝分裂进程，加速肿瘤细胞的凋亡，从而有效遏制肿瘤生长，并展现出抗氧化、清除自由基的能力，进而增强机体免疫功能。白花蛇舌草味甘、苦，性寒，归胃、大肠、小肠经，功能清热解毒，消痈散结，利尿除湿。现代科学研究表明，其全草含三萜类成分熊果酸、齐墩果酸等，有抗肿瘤、抗氧化、抗炎及免疫调节作用。白花蛇舌草多糖对免疫受损小鼠的脾脏与胸腺发育具有显著促进作用，可增强自然杀伤细胞的活性，从而起到提高机体免疫力的作用。

（三）鹿角胶和龟板胶

干燥综合征病变日久易致阴损及阳，形成阴阳两虚之态，故胡荫奇教授常在滋阴的同时加少许补阳药，如巴戟天、肉苁蓉等，既有阳中求阴之意，如《景岳全书》所言"善补阴者，必于阳中求阴，则阴得阳升而源泉不竭"，又有阴阳并调，防止阳气进一步耗散之意。针对干燥综合征，胡荫奇教授常用对药龟板胶与鹿角胶，前者擅长滋阴潜阳、补肝肾、退虚热，后者长于补肝肾、益精血、升阳气，两者均为血肉有情之品，相互为用，共奏补阴阳、益肝肾之功。若需长期使用，可考虑以鹿角霜替代鹿角胶，因其温阳之力较为和缓而不滋腻，适合长期服用。

（四）麦冬和天冬

麦冬味甘、微苦，性微寒，其甘润之性可补益，味苦微寒能清泄，入肺、心、胃经，为滋养清润之药，具有养阴生津、润肺止咳、益胃的功效，尤宜于胃阴亏虚所致舌干口渴之症。天冬，其性极寒而苦，能入肾经，补肾阴，润肾燥。五脏之阴皆根于肾，肝肾同源，肾阴得补，肝阴得滋，五脏之阴得充，脏腑得润，燥痹得解。《本草纲目》指出其能"润燥滋阴，清金降火"。麦冬与天冬，一者侧重上焦之救，一者专主下焦之滋，肺肾同滋，金水相生，肺胃同补，子母并养，肝肾同疗，滋水涵木，心肾同治，上下既济，并补肺胃肝肾心，使肺津得以顺畅输布，胃津上承以润养，心阴得滋养而宁静，肝阴得涵养而柔和，肾阴得培补而稳固，最终达到清燥热、生津液之治疗目标。

（五）女贞子和墨旱莲

女贞子味甘、苦，性凉，主入肝、肾经，有补肝肾、强腰膝、明目乌发之效。药理研究证实其有护肝、调节免疫、抗炎、降血脂、升白细胞等作用，对慢性肾功能衰竭的病理进程具有延缓作用。墨旱莲味酸、甘，性寒，归肝、肾经，是补益肝肾阴虚、凉血止血之佳品，有保肝、调节免疫、止血、抗疲劳等药理作用。当墨旱莲与女贞子相伍，共组二至丸，既能补益肝肾，又兼具滋阴养血、凉血润燥之效。燥痹易损伤阴血，阴血亏耗，则津液枯竭，可致肺胃阴伤，重则累及肝肾，导致肝木失于涵养。针对此病理机制，胡荫奇教授在治疗过程中，巧妙融入疏肝解郁、滋养血液、补益肝肾的治则，以期恢复机体阴血平衡，从而有效缓解燥痹所致之一系列病理变化。

四、治疗痛风对药

（一）山慈菇与徐长卿

山慈菇，味甘、微辛，性寒，入肝、脾经，具有消肿散结、化痰解毒之功。徐长卿，味辛，性温，归肝、胃经，具有祛风化湿、止痛止痒、解毒之功。徐长卿有较好的祛风止痛作用，广泛适用于风湿痹痛、寒凝气滞及血瘀所致的各种疼痛病症。现代药理学研究揭示，山慈菇中所含有的有效成分秋水仙碱及其衍生物，通过特异性结合中性粒细胞微管蛋白的亚单位，进而调控细胞膜功能，包括抑制中性粒细胞的趋化、黏附和吞噬作用；抑制磷脂酶 A2，从而减少单核细胞和中性粒细胞释放前列腺素和白三烯；同时，抑制局部细胞产生白介素 6 等关键炎症因子，从而实现对关节局部疼痛、肿胀及炎症反应的全面控制。徐长卿具有较显著的镇痛、镇静作用，并具有一定的降脂作用。二者配伍相须为用，共奏化痰消肿、解毒散结、祛风止痛之功，针对痛风患者急性发作期所呈现的关节红肿、灼热、疼痛等症状有良好的缓解效果。

（二）威灵仙与土茯苓

威灵仙，味辛、咸，性温，归膀胱经，具有祛风除湿、通络止痛、消痰涎、散癖积之功，尤在缓解关节肿胀疼痛方面疗效显著。土茯苓味甘、淡，性平，入肝、胃经，具有解毒除湿、通利关节之功。二药相伍为用，共奏祛风除湿解毒、通利关节、通络止痛之功，常用于痛风性关节炎急性发作期及痛风的反复发作期。现代药理学研究表明，土茯苓可促进尿酸盐排泄、抗痛风，具有减少蛋白尿、促进肾功能恢复的作用。国医大师朱良春先生曾指出，土茯苓、萆薢、威灵仙三药合用，有显著的排泄尿酸的作用。

（三）土茯苓与萆薢

土茯苓味甘、淡，性平，入肝、胃经，具有解毒除湿、通利关节之功。萆薢味苦，性平，归肾、胃经，能利湿泄浊、祛风除痹。现代药理研究发现，土茯苓在促进尿酸盐排泄、治疗痛风方面表现显著，同时还可以减轻蛋白尿、促进肾功能恢复。萆薢所含的皂苷有抗菌、杀虫作用，并能有效扩张末梢血管，降低血压和胆固醇。二药合用，共奏祛风湿、解热毒、利关节、除痹痛之功，可有效缓解痛风患者急性发作期出现的关节红肿热痛症状。此对药常用于痛风性关节炎、痛风性肾病的治疗中。另外，对痛风性肾病患者出现的尿浊、蛋白尿属湿毒蕴结者亦有良好的治疗效果。

（四）秦皮与土茯苓

秦皮味苦，性寒，入肝、胆、大肠经，具有清热燥湿、平喘止咳、明目之功。现代药理研究表明，秦皮中的活性成分秦皮苷不仅具备消炎、镇痛、利尿等药理作用，还能显著促进实验动物（如家兔）及风湿病患者体内尿酸的有效排泄。土茯苓味甘、淡，性平，入肝、胃经，具有解毒除湿、通利关节之功。现代药理研究进一步阐明，土茯苓能增加尿酸盐排泄，从而治疗痛风，同时有减少蛋白尿、促进肾功能恢复的作用。二药相须为用，共奏清热除湿解毒、通利关节之功，不仅能有效缓解痛风患者急性发作期出现的关节红肿热痛之症状，而且能显著降低痛风患者及高尿酸患者的血尿酸水平。

（五）土茯苓与土贝母

土茯苓味甘、淡，性平，入肝、胃经，具有解毒除湿、通利关节之功；土贝母味苦，性微寒，归肺、脾经，既能清热解毒，又能消肿散结。二者配伍有清热解毒、利湿消肿散结、通利关节之效，构成了治疗风湿热痹的要药良对，尤其适用于痛风性关节炎急性期或活动期，对于关节红肿热痛、活动受限、相关风湿指标升高、舌红苔黄、脉数的患者有很好的疗效。

（六）半枝莲与虎杖

半枝莲味辛，性寒，入肝、肺、胃经，具有清热解毒、活血消肿、利尿之功；虎杖味微苦，性微寒，归肝、胆、肺经，具有祛风利湿、散瘀定痛、祛痰止咳之功。二者巧妙配伍共奏清热解毒、祛风利湿、活血消肿止痛之功，适用于痛风性关节炎急性期或活动期的治疗，针对缓解关节肿胀疼痛，改善关节功能有良效。

此外，痛风患者在日常饮食管理中，需格外注意食物的选择与禁忌，倡导清淡、均衡的饮食模式。除了注意少食辛辣刺激、肥甘厚腻、助生湿热的食物外，尤应控制高嘌呤食物（主要为动物内脏、海鲜、肉制品等）、高蛋白食物（鸡蛋、牛奶除外）、豆制品等的摄入，以防嘌呤摄入过多，影响治疗效果。上述饮食调控旨在辅助药物治疗，促进痛风患者病情的稳定与康复，达到事半功倍的效果。

五、治疗硬皮病对药

（一）鳖甲与穿山甲或莪术

穿山甲味咸，性微寒，归肝、胃经，《本草纲目》中指出："除痰疟寒热，风痹强直疼痛，通经脉，下乳汁，消痈肿……"可见其功效主要有活血消癥、下乳通经、消肿排脓等；鳖甲味甘、咸，性寒，有滋阴潜阳、软坚散结之效，《神农本草经》："主心腹癥瘕坚积，寒热，去痞息肉……"二者同属动物甲壳类药，味咸可软坚散结。然而鳖甲善入阴分，常用于治疗邪气深入厥阴，致结血痹之症；而穿山甲性善走窜，张锡纯在《医学衷中参西录》中描述到："其走窜之性无微不至，故能宣通脏腑，贯彻经络，透达关窍，凡血凝血聚为病，皆能开之。"两药配伍，鳖甲主静主阴，软坚散结；穿山甲主动主阳，以其搜风剔络之性直透病所，一动一静，一阴一阳，故有言"鳖甲散结，穿山甲直透所结"。实验研究显示，鳖甲在抑制结缔组织、对抗肝纤维化与肺纤维化、增强机体免疫力及抗肿瘤方面展示出确切可靠的疗效；穿山甲具有降低血液黏稠度、扩张血管、促进血液循环以及抗炎等作用。鉴于硬皮病患者常常伴有血管损伤及血液高凝状态，胡荫奇教授临床上将鳖甲与穿山甲相须为用治疗硬皮病，效果显著。此二药是胡荫奇临证常用的经典对药之一。

　　穿山甲属所有品种均为国家一级保护动物，2020 年版的《中国药典》已将穿山甲正式除名，不再作为法定中药材收录。胡荫奇教授认为可使用莪术代替以取得近似效果。莪术味辛、苦，性温，归肝、脾经，功能行气、破血、消积、止痛，主治癥瘕积聚、血瘀经闭、跌打损伤作痛等。现代药理研究认为，莪术具有抗病毒、抗菌、抗肿瘤、抗血栓、抗炎镇痛、保肝、抗纤维组织增生、抑制角质形成等作用，当莪术与鳖甲配伍使用时可起到较好的软坚散结、抗炎、抑制纤维增生效果，从而为相关疾病的临床治疗提供了一条可行的替代路径。

（二）白芥子与姜半夏

白芥子味辛，性温，归肺、胃经，功用温肺化痰、理气散结、通络止痛。本品温经通络，最善消解"皮里膜外"之痰，《药品化义》提到："通行甚锐，专开结痰，痰属热者能解，属寒者能散。痰在皮里膜外，非此不达，在四肢两胁，非此不通。"在风湿病治疗领域，白芥子应用广泛，《开宝本草》记载其主治"湿痹不仁……骨节疼痛"，《本草纲目》记载白芥子可治"痹木脚气，筋骨腰节诸痛"。另外，现代药理学研究揭示了白芥子具有镇咳平喘、抗炎镇痛以及促进透皮吸收等作用，特别是白芥子作为透皮吸收促进药的同时，亦能发挥活血化瘀、消肿止痛的作用。半夏味辛，性温，有毒，归脾、胃、肺经，功用燥湿化痰、降逆止呕、消痞散结，为温化寒痰之要药，尤其善治脏腑湿痰。鉴于其生品含有毒性，临床上通常取其炮制品使用。胡荫奇教授常用姜半夏 6～10 g。综上所述，两者相须配伍，有行气化痰、通络散结之效，且作用一内一外，相辅相成，专攻全身寒湿痰瘀之证。

（三）黄芪与莪术

黄芪味甘，性微温，入脾、肺经，为补中益气之要药，可升阳举陷、益卫固表，又能利水消肿、托毒生肌。本疾病初期及中期阶段，患者若表现出以脾胃气虚为主的体质特征，黄芪可大剂量应用（30～60 g），以强化其补益之力。对于痹证由气虚所致血行不畅者，运用本品可补气行血。莪术味辛、苦，性温，归肝、脾经，能行气破血、消积止痛，其以辛散温通之性，既入血分，又入气分，《药品化义》："莪术味辛性烈，专攻气中之血，主破积消坚，去积聚癖块，经闭血瘀，扑损疼痛。"莪术与黄芪配伍使用，一攻一补，既能驱邪外出而又不伤正气。两者共奏补气活血、散结消肿之功。大量的实验研究表明，黄芪甲苷作为黄芪的主要活性成分之一，具有调节免疫、抗炎症、抗病毒、抗肿瘤、增强心肌功能、调节血压、保护心脑血管、降血糖、预防肾纤维化等作用。莪术水提取物能显著延长凝血酶对人纤维蛋白的凝聚时间；其水煎剂能有效抑制血小板聚集，降低血液黏稠度，从而能抗体外血栓形成等，这些也与莪术破血逐瘀的功效相吻合。

（四）胆南星与白芥子

胆南星味苦、微辛，性凉，归肝、胆经，功能清热化痰，息风定惊。《本经逢原》言："南星、半夏皆治痰药也，然南星专走经络，故中风、麻痹以之为向导。"白芥子味辛，性温，归肺、胃经，功能温肺化痰，理气散结。《本草纲目》言其"利气豁痰，除寒暖中，散肿止痛，治喘嗽反胃，痹木脚气，筋骨腰节诸痛"。《神农本草经疏》谓之"能搜剔内外痰结"，故本品能祛筋络之痰，又能消肿散结，通络止痛，可用于痰阻经络关节之肢体麻木、关节肿痛等。胡荫奇教授认为半夏、陈皮等化痰之品多走胃肠，化痰力弱，难以触及经络之痰。相比之下白芥子与胆南星之配伍，巧妙融合了温凉两性，既削弱了各自的偏性，又保留了其辛苦之味，善治经络中风痰、寒痰，更能深入皮里膜外清化顽痰，以彰其效。

（五）重楼与山慈菇

重楼为百合科植物，别名蚤休，味苦，性微寒，有轻微毒性，具有清热解毒、消肿止痛、凉肝定惊的功效。山慈菇为杜鹃兰或独蒜兰的假鳞茎，其味甘、微辛，性寒，有小毒，功善清热解毒，消肿散结。两者临床功效、主治范围类似，均可用来治疗痈疮、咽喉痹痛、虫蛇咬伤等，且皆有小毒，用量以 3~9 g 为宜。结合现代药理学研究成果，重楼与山慈菇常被联合应用于风湿热痹型风湿疾病的辨证治疗之中，症见皮肤关节红肿或疼痛，伴有热象或者 C 反应蛋白等炎症指标升高。重楼有效成分为甾体皂苷，包括薯蓣皂苷和偏诺皂苷，这些成分不仅展现出抗肿瘤、抗感染及免疫调节的潜力，还通过其抗纤维化、抑制细胞异常增殖及减少炎症介质的释放等机制，对肝、肾、心脏及胃肠道等多个重要脏器起到保护作用，山慈菇含有秋水仙碱成分，具有抗肿瘤、抗菌、抗炎止痛、抗肺纤维化及抑制血管生成活性的作用，因此两者合用能更好地发挥清热解毒、消肿止痛功效，降低炎症反应，抑制细胞增殖及纤维化形成。

（六）黄芪与玄参

黄芪味甘，性温，具有补气固表、利尿托毒、排脓、敛疮生肌之功。有研究表明，黄芪中的核心活性成分——黄芪多糖、黄芪皂苷及黄芪黄酮，对免疫系统具有调控作用，能够增加干细胞数量并促进其向免疫细胞转化，从而提高巨噬细胞吞噬功能与自然杀伤细胞的活性，纠正细胞因子的免疫失衡状态，发挥显著的抗炎和抗纤维化作用。此外，黄芪还具有抗病毒、抑菌、抑制肿瘤生长、抗氧化等作用。玄参味甘、苦、咸，性微寒，归肺、胃、肾经，有清热凉血、滋阴降火、解毒散结的功效。其性味咸寒，可软坚散结，如《医学心悟》所载消瘰丸。现代药理学研究进一步阐释了玄参的多重药理作用，表明其在保肝、抗血栓、抗氧化、降尿酸、抗菌、增强免疫活性、抗炎镇痛等方面有显著疗效。胡荫奇教授在疾病后期机体正气不足之际常用此对药滋阴扶正，同时发挥其抗氧化、调节免疫活性及抗纤维化形成的作用。

第四章　验案精选

一、类风湿关节炎

病案 1

患者白某，女性，48 岁。

初诊：2010 年 9 月 6 日。主诉：四肢多关节肿痛反复发作 8 年，加重半年。

现病史：患者 8 年前首发双手多关节肿痛，2003 年于首都医科大学附属北京友谊医院经化验检查确诊为"类风湿关节炎"，经风痛宁片及来氟米特片治疗，关节疼痛略好转，1 年后自行停用；发病后 2 年内渐出现四肢多关节肿痛；2010 年 7 月份于中国中医科学院广安门医院就诊，接受院内贴剂外用，效果不显著；现口服雷公藤多苷片，2 片/次，3 次/日，控制病情。

刻下症见：左肘关节疼痛肿胀，屈伸不利，背部疼痛；双膝关节、双踝关节肿胀明显，以左膝、右踝为甚；双手及双足多关节畸形改变；左肘关节晨僵持续大于 2 小时，用药后及午后好转，余关节晨僵不明显。时有口干、舌干、口苦，体倦乏力，无明显恶风畏寒，时有右耳鸣、头晕，咳嗽，伴咳黄痰，痰黏不易咳出，纳可，眠差，多梦易醒，大便不成形，每日2~3次，小便黄，时有尿急，无尿频、尿痛。查体：双手及双足多关节畸形，左足成蹬外翻改变；双侧腕关节肿胀，活动受限，压痛（＋）；左肘关节肿胀，伸直受限；双膝关节、双踝关节肿胀，压痛（＋），皮温略高，以左膝、右踝为甚，双膝关节活动稍受限；双侧髌骨加压研磨试验（－），双侧浮髌试验（＋）；双下肢无凹陷性水肿，双下肢直腿抬高试验（－），双下肢"4"字试验（－）。双手握力：右65 mmHg，左45 mmHg。舌质暗红，苔白，脉滑细。

既往史：1993年因左小指外伤，于北京市回民医院行"筋腱缝合术"，现左手小指中末端遗留约1 cm长瘢痕，现无不适；2003年于北京天桥医院接受"人工流产术"；2009年于中国中医科学院广安门医院诊断左侧乳腺增生，曾服"桂枝茯苓散"治疗，现乳房无明显不适；偶有劳累后及情绪激动后血压升高，最高血压130/90 mmHg，现血压正常，未予治疗。否认肝炎、结核等传染病史，否认冠心病、高血压、肾病等慢性病史，否认输血史，否认药物、食物过敏史。

辅助检查：CRP 36 mg/L，RF 198.8 IU/ml，ESR 31 mm/h。

诊疗思路：患者以四肢多关节肿痛为主要表现，可辨为痹病。患者素体脾虚，脾失健运，故出现腹泻便溏，复感外邪痹阻关节肌肉，发为痹病，湿邪留滞日久不去，困脾伤肾，脾肾两虚，故可见耳鸣、头晕、背痛；脾主肌肉，肾主骨，脾肾亏虚，痰湿阻络，筋骨失于濡养而见四肢多关节肿痛、变形、活动受限。风寒湿邪日久不祛，久病入络，郁久成瘀，故见关节肿胀、畸形、屈伸不利。患者舌质暗红，苔白，脉滑细。四诊合参，本病可辨为脾肾不足、痰湿痹阻证。

中医诊断：痹病（脾肾不足、痰湿痹阻证）。

西医诊断：类风湿关节炎。

治法：健脾（肾）利湿，化痰逐瘀。

处方：

骨碎补 10 g	山萸肉 12 g	菟丝子 20 g
茯苓 30 g	炒白术 10 g	土茯苓 30 g
薏苡仁 30 g	法半夏 12 g	陈皮 12 g
白芥子 10 g	延胡索 20 g	葛根 30 g
芡实 30 g	生黄芪 30 g	络石藤 15 g
忍冬藤 30 g		

7 剂，水煎服，日 1 剂。

二诊：2010 年 9 月 13 日。患者诉左肘关节肿痛，双侧肩关节疼痛，背部疼痛；双膝关节、双踝关节肿胀较前减轻；左肘关节晨僵持续大于 2 小时，用药后及午后好转，余关节晨僵不明显。时有口干、口苦，体倦乏力，无明显恶风畏寒，时有右耳鸣、头晕，咳嗽，吐黄痰，痰黏不易咳出，纳可，眠差，多梦易醒，大便 1～2 日 1 行，小便黄，时有尿急，无尿频、尿痛。舌质暗红，苔白，脉滑细。

处方：

山萸肉 12 g	炒白芍 12 g	菟丝子 20 g
生山药 30 g	炒白术 10 g	薏苡仁 30 g
土茯苓 30 g	土贝母 12 g	香附 12 g
猪苓 20 g	延胡索 20 g	穿山龙 20 g
伸筋草 15 g	石斛 20 g	青风藤 15 g
忍冬藤 30 g		

7 剂，水煎服，日 1 剂。

三诊：2010 年 9 月 25 日。患者颈肩酸痛明显，左肘关节疼痛伴晨僵，背部疼痛略减轻；双膝关节、双踝关节肿胀较前减轻；时有口干、口苦，体倦乏力，无明显恶风畏寒，时有右耳鸣、头晕，咳嗽，吐黄痰，痰黏不易咳出，纳可，眠差，多梦易醒，大便成形，每日 2 次，小便黄，时有尿急，无尿频、尿痛。舌质暗红，苔白，脉滑细。

处方：

生山药 20 g	菟丝子 20 g	炒白术 20 g
浙贝母 10 g	柴胡 12 g	黄芩 10 g
桂枝 12 g	石斛 20 g	天花粉 30 g
生牡蛎 30 g	当归 10 g	白芍 10 g
川芎 12 g	土茯苓 30 g	泽泻 10 g
忍冬藤 30 g	青风藤 30 g	蜈蚣 3 条

5 剂，水煎服，日 1 剂。

四诊：2010 年 9 月 30 日。患者颈肩酸痛，背部疼痛，左肘关节疼痛较前减轻，咳嗽吐痰较前好转；但仍感晨僵，时口干、口苦，体倦乏力，时有右耳鸣、头晕，无明显恶风畏寒，纳可，眠差，多梦易醒，大便成形，每日 2 次，小便黄，时有尿急，无尿频、尿痛。舌质暗红，苔白，脉滑细。

处方：

生山药 20 g	菟丝子 20 g	炒白术 20 g
浙贝母 10 g	柴胡 12 g	黄芩 10 g
桂枝 12 g	石斛 20 g	天花粉 30 g
生牡蛎 30 g	当归 10 g	白芍 10 g
川芎 12 g	土茯苓 30 g	泽泻 10 g
忍冬藤 30 g	青风藤 30 g	乌梢蛇 10 g

14 剂，水煎服，日 1 剂。

上方服用 2 周后病情稳定，患者出院。门诊随诊。

病例分析：本案患者素体脾虚，脾失健运，故出现腹泻便溏。脾虚生湿，复感外邪痹阻关节肌肉，发为痹病，湿邪留滞日久不去，阻滞津气之运行，故可见耳鸣、头晕、背痛。病久及肝肾，且湿邪痹久，生热成痰，痰瘀阻滞，而见肢体活动不利、关节肿痛甚至变形。所以治疗时以健脾（肾）利湿为首要，兼以清热化痰除瘀。因本案病程较久，恐诸邪胶着经络难除，遂加入乌梢蛇、蜈蚣等品以通络搜邪，剔邪外出。患者症见口干、口苦，属肝经湿热，遂与柴胡、黄芩、生牡蛎等以清肝平肝。同时取牡蛎散结之功，以助浙贝母、虫药化痰通瘀。

病案 2

患者谢某，女性，66 岁。

初诊： 2017 年 11 月 14 日。主诉：周身多关节肿痛 1 年，加重 1 周。

现病史： 患者于 1 年前无明显诱因出现周身多关节肿胀疼痛，自行服用止痛药，未见明显好转，肿痛反复发作。5 个月前于首都医科大学附属北京安贞医院就诊，经检查诊断为"类风湿关节炎"，接受口服来氟米特片（每次 10 mg，每日 1 次）、甲氨蝶呤片（每次 10 mg，每周 1 次）及白芍总苷胶囊治疗，症状逐渐减轻。1 周前因不慎受凉后出现全身多关节疼痛加重，并伴有右腕关节肿胀。患者为求中医诊治至我科门诊。

刻下症： 右腕关节疼痛肿胀，自觉关节表面发热，屈伸活动困难。双手多个近端指间关节活动时疼痛，无明显肿胀，晨起僵硬感持续约 30 分钟，活动后好转，自觉双髋关节、双足多个跖趾关节疼痛，无明显肿胀。喜暖恶寒，稍有乏力，自觉背部及双侧胁肋处窜痛，纳可，眠可，二便调。

既往史： 既往体健，否认高血压、糖尿病、冠心病等慢性疾病史，否认肝炎、结核等传染病史，否认外伤、手术、输血史。

望闻切诊： 右腕关节肿胀，伴压痛，皮温高，皮色正常，屈伸活动受限；舌红，苔白腻，脉滑细。

实验室检查：2017 年 5 月 8 日查 ESR 77 mm/h，CRP 14.78 mg/L。

辨证分析：患者以"周身多关节肿痛 1 年，加重 1 周"为主诉，其证当属于中医"尪痹"范畴。患者为老年女性，年过六旬，肝肾精血渐亏，肝主筋，肾主骨，肝肾不足，筋骨失养，故见多关节疼痛、晨僵。患者正气不足，加之起居不慎，外感风寒湿邪，痹阻经络，影响气血运行，不通则痛，故见关节疼痛。经络痹阻日久，郁而化热，湿热内生，湿胜则肿，故见关节肿胀，表面皮温高。患者舌红，苔白腻，脉滑细。四诊合参，故辨证当属肝肾亏虚、湿热痹阻证。

中医诊断：尪痹（肝肾亏虚、湿热痹阻证）。

西医诊断：类风湿关节炎。

治法：补益肝肾，清热利湿通络。

处方：

忍冬藤 45 g	青风藤 15 g	葛根 30 g
山慈菇 10 g	土贝母 15 g	莪术 10 g
乌药 10 g	穿山龙 30 g	徐长卿 15 g
土茯苓 30 g	伸筋草 15 g	香附 10 g
生地黄 30 g	牡丹皮 10 g	

7 剂，水煎 2 次，各取汁 200 ml，两煎混合，日 1 剂，分 2 次服。

另予白芍总苷胶囊，2 粒（0.6 g）/次，2 次/日，口服。

调摄护理：①避风寒，慎饮食，畅情志；②积极进行关节功能锻炼。

二诊：2017 年 11 月 21 日。患者病情好转。症见：右腕关节肿胀，自觉关节表面灼热感，疼痛较前略减轻，关节屈伸活动仍觉困难。双手近端指间关节活动时疼痛及晨僵均较前好转，双侧胁肋部胀痛好转，双足跖趾关节疼痛好转，胃纳可，二便调，眠佳。望闻切诊：右腕关节肿胀，压痛，皮温高，皮色正常，屈伸活动受限；舌红，苔白腻，脉滑细。

处方：

忍冬藤45 g	青风藤15 g	葛根30 g
山慈菇10 g	土贝母15 g	莪术10 g
乌药10 g	徐长卿15 g	土茯苓30 g
伸筋草15 g	香附10 g	生地黄30 g
山萸肉20 g	骨碎补10 g	乌梢蛇10 g

14 剂，煎服法同前。

西药：来氟米特片，10 mg/次，1 次/晚，口服；甲氨蝶呤片，10 mg/次，1 次/周，口服；白芍总苷胶囊，服法同前。

三诊：2017 年 12 月 19 日。症见：药后自觉症减，双手小关节活动时疼痛减轻，晨僵 10 余分钟，活动后好转，右腕关节稍肿，关节表面稍有灼热感，活动稍受限。自觉背部、腰骶部时有疼痛，早晚加重，午后减轻。纳可眠佳，二便调。望闻切诊：右腕关节肿胀减轻，压痛，皮温高，皮色正常，屈伸活动受限；舌红，苔白腻，脉滑细。

处方：

青风藤 15 g	葛根 30 g	山慈菇 10 g
土贝母 15 g	莪术 10 g	乌药 10 g
徐长卿 15 g	土茯苓 30 g	伸筋草 15 g
生地黄 30 g	山萸肉 20 g	骨碎补 10 g
乌梢蛇 10 g	檀香 10 g	威灵仙 15 g
鸡血藤 30 g	忍冬藤 45 g	

14 剂，煎服法同前。

西药继服同前。

四诊：2018 年 2 月 6 日。患者病情好转。症见：药后症状缓解，但仍有右腕关节、髋关节活动时疼痛不适，周身关节无肿胀，无晨僵。纳可，眠可，二便调。现服来氟米特片，其余西药已经停服。望闻切诊：右腕关节压痛，无肿胀，皮色、皮温正常，活动可；舌红，苔白腻，脉滑细。

处方：

青风藤 30 g	桂枝 10 g	白芍 30 g
松节 10 g	葛根 15 g	穿山龙 15 g
徐长卿 15 g	土贝母 10 g	伸筋草 15 g
地龙 10 g	当归 15 g	路路通 10 g
山慈菇 10 g	莪术 10 g	乌梢蛇 10 g

忍冬藤 30 g

4 剂，煎服法同前。

西药：来氟米特片 20 mg/次，1 次/晚。

病例分析： 本患者周身多关节反复疼痛肿胀，C 反应蛋白等炎性指标升高，属于类风湿关节炎活动期，综合舌脉，辨证属于肝肾亏虚、湿热痹阻证。治宜补益肝肾，清热利湿通络。胡荫奇教授经过多年临床实践，总结出一些治疗类风湿关节炎具有显著效果的对药，比如土茯苓配土贝母、青风藤配穿山龙、生地黄配牡丹皮。

胡荫奇教授认为，土茯苓能够搜剔经络之湿热蕴毒，土贝母既能清热解毒，又能消肿散结，两者配伍是治疗风湿热痹的要药良对，现代药理研究认为两药均有调节免疫功能作用，用于类风湿关节炎早期或活动期，对于改善外周关节肿痛、降低风湿指标有良效。青风藤与穿山龙配伍，可祛风除湿，化痰散瘀通络，对晨僵有良效，现代药理研究认为青风藤碱具有镇痛、抗炎和抗风湿作用，并有兴奋垂体－肾上腺系统作用及吗啡样镇痛作用，但因其具有促进组胺释放的作用，患者服药初期常有面部潮红、发痒、皮疹、恶心等副作用。穿山龙含有薯蓣皂苷和多种甾体皂苷，在体内有类似甾体激素样作用，可有效抑制过敏介质释放，具有明显的抗炎、止咳、平喘、祛痰作用，与青风藤配伍不仅能增强青风藤的镇痛、抗炎和抗风湿作用，而且能减轻其副作用。生地黄与牡丹皮配伍可清热凉血、活血散瘀止痛，对类风湿关节炎热毒痹阻经络所致关节红肿热痛、筋脉拘急有良效。方中并有山慈菇清热消肿，忍冬藤、伸筋草清热通络，乌药、香附理气止痛，缓解胁肋不适。

病案 3

患者杨某，男性，22 岁。

初诊：2010 年 4 月 6 日。主诉：双手近指间关节、腕关节肿痛反复发作 1 年余。

现病史：患者于 1 年前受凉后出现双手近指间关节肿胀疼痛，晨僵感，至北京协和医院就诊，诊为"类风湿关节炎"，口服醋酸泼尼松片、来氟米特片及甲氨蝶呤片，具体服用剂量不详，2 个多月后自行停药，上述症状反复发作，继之出现双腕关节肿痛，左腕关节活动受限，今至我院住院治疗以求系统诊治。

刻下症：双手近指间关节、腕关节肿胀疼痛，晨僵约半小时，左腕关节活动受限，畏风寒，肢端发凉，无发热，阴雨天诸症明显加重，纳、眠可，二便调。

查体：营养一般，面色不华，缓步入病房。舌质淡，有齿痕，舌苔白腻，脉弦。双手近指间关节肿胀，压痛（＋），活动幅度正常；双腕关节明显肿胀，左腕关节活动受限；双髋、膝、踝关节活动正常，无明显压痛；双侧骶髂关节压痛（－）；双侧"4"字试验（－）；骨盆挤压分离试验（－）；双侧直腿抬高试验（－），加强试验（－）；左手握力 40 mmHg，右手握力 100 mmHg。

既往史：既往体健。

辅助检查：2010 年 3 月 31 日，WBC 6.54×10^9/L，RBC 4.64×10^{12}/L，HGB 146.0 g/L，HCT 0.42；RF 40 IU/ml，CRP 2.70 mg/L，ASO 106.40 IU/ml；ESR 3 mm/h。双手 X 线检查示双侧第一掌指关节、左侧第五掌指关节间隙明显狭窄，左腕诸骨结构较右侧略模糊，部分软组织影肿胀，双手骨质改变符合类风湿关节炎。

诊疗思路：患者为青年男性，以多关节肿胀疼痛、活动受限为主症，故辨为痹病。患者体虚卫外不固，感受寒湿之邪后邪流滞筋骨关节，血滞而瘀，瘀血痹阻而见关节疼痛、肢端不温，喜暖怕凉。湿性黏滞，关节肿胀，活动不利。寒湿长期滞留关节经脉不去，肝肾之阳渐亏，故见畏风寒，四肢不温。四诊合参，本病应辨为寒湿痹阻证。

中医诊断：痹病（寒湿痹阻证）。

西医诊断：类风湿关节炎。

治法：散寒除湿。

处方：

羌活 12 g	独活 10 g	防风 12 g
细辛 3 g	川芎 12 g	片姜黄 10 g
海桐皮 6 g	红花 6 g	桃仁 10 g
桂枝 6 g	川牛膝 10 g	伸筋草 15 g

| 鹿衔草 15 g | 蜈蚣 3 条 | 川续断 10 g |
| 生黄芪 15 g | 狗脊 10 g | |

7 剂，水煎服，日 1 剂。

二诊：2010 年 4 月 14 日。患者诉双手近指间关节、腕关节肿胀疼痛，以左侧为著，晨僵半小时，左腕关节活动受限，畏风寒，肢端发凉，无发热，阴雨天诸症明显加重，纳、眠可，二便调。查体：舌质淡，有齿痕，舌苔白腻，脉弦。治疗上，调整中药加强通络消肿之力。

处方：

羌活 12 g	独活 10 g	防风 12 g
细辛 3 g	川芎 12 g	片姜黄 10 g
海桐皮 6 g	红花 6 g	桃仁 10 g
桂枝 6 g	川牛膝 10 g	伸筋草 15 g
鹿衔草 15 g	川续断 10 g	炮山甲（代）10 g
鹿角霜 10 g	狗脊 10 g	

7 剂，水煎服，日 1 剂。

三诊：2010 年 4 月 20 日。患者诉双手近指间关节、腕关节肿胀疼痛减轻，晨僵半小时，左腕关节活动受限，畏风寒，肢端发凉，无发热，阴雨天诸症明显加重，纳、眠可，二便调。查体：舌质淡，有齿痕，舌苔白腻，脉弦。调整中药以加强温经散寒之力。

处方：

羌活 12 g	独活 10 g	防风 12 g
桂枝 12 g	川芎 12 g	片姜黄 10 g
海桐皮 12 g	红花 6 g	桃仁 10 g
威灵仙 30 g	川牛膝 10 g	泽泻 10 g
鹿衔草 15 g	川续断 10 g	炮山甲（代）10 g
鹿角霜 10 g	狗脊 10 g	

7 剂，水煎服，日 1 剂。

以此方加减治疗 1 个月余，患者诸症减轻。

病例分析：本案乃早期类风湿关节炎，辨证为寒湿痹阻。治疗方面给予羌活、独活、防风、片姜黄、桂枝等祛风散寒除湿以解外邪；狗脊、细辛、川续断、威灵仙、鹿衔草等以祛风湿、除痹痛。特别是细辛、威灵仙通行十二经络，乃风寒湿痹之常用药。对于关节肿胀明显者，胡荫奇教授常加用海桐皮、泽泻等以利水消肿。同时治疗过程中不忘将活血通络之法贯彻始终。

二、强直性脊柱炎

病案 1

患者于某，男性，22 岁。

初诊：2018 年 7 月 31 日。主诉：下腰部疼痛伴活动受限 2 年。

现病史：下腰部酸沉疼痛，自觉夜间翻身尚可，晨起腰背僵硬感，约持续10分钟，活动后缓解，双下肢酸沉困重，自觉乏力，无畏风怕冷，口干喜冷饮，夜间时有潮热汗出，纳可，眠可，小便略黄，大便偏干。舌嫩红，苔白腻，脉滑细。

骶髂关节CT：骶髂关节炎性改变。

中医诊断：大偻（肝肾亏虚、湿热痹阻证）。

西医诊断：强直性脊柱炎。

治法：补益肝肾，清热利湿通络。

处方：

天花粉20 g	炙鳖甲15 g	太子参15 g
地榆30 g	土茯苓30 g	生地黄30 g
熟地黄30 g	漏芦10 g	草薢15 g
苦参10 g	土贝母15 g	乌药10 g
巴戟天10 g	穿山龙30 g	羌活15 g
鸡血藤30 g		

14剂，水煎服，日1剂。

二诊：2018年8月14日。患者病情好转，腰背部疼痛较前减轻，夜间长时间休息不活动则自觉腰背部僵痛不适，翻身尚可，晨起腰背僵硬感持续约10分钟，活动后可缓解，夜间汗出，夜眠欠佳，难以入眠。前方加蜈蚣3条，延胡索10 g，檀香10 g，再进7剂。

三诊：2018年8月21日。患者近日不慎外感风寒，鼻流清涕，咳嗽伴咳少量白痰，现腰骶部疼痛较前减轻。晨僵亦较前好转。稍有畏风，无明显怕冷。前方去太子参、地榆、苦参，加威灵仙 30 g、黄芪 30 g、防风 10 g、白术 15 g，继服14 剂。

四诊：2018 年 9 月 5 日。患者病情好转。现久坐久卧时下腰部偶有疼痛，无明显晨僵，乏力亦较前明显减轻，较前稍有畏风，夜间汗出减少。

处方：

炙鳖甲 30 g	玄参 30 g	漏芦 10 g
乌梢蛇 10 g	地榆 30 g	土茯苓 15 g
鸡血藤 30 g	杜仲 15 g	川牛膝 10 g
桑寄生 15 g	骨碎补 10 g	羌活 15 g
三七粉 3 g	莪术 10 g	山慈菇 10 g

14 剂，水煎服，日 1 剂。

五诊：2018 年 9 月 19 日。患者病情减轻，现自觉腰骶部僵硬不适，遇风寒时有加重，疼痛不明显。

处方：

淫羊藿 10 g	熟地黄 30 g	杜仲 15 g
独活 10 g	土茯苓 30 g	生地黄 30 g
地榆 30 g	细辛 3 g	半枝莲 10 g
乌梢蛇 10 g	僵蚕 10 g	鸡血藤 30 g
威灵仙 30 g	狗脊 15 g	蜈蚣 2 条

莪术 10 g   葛根 30 g   延胡索 10 g

14 剂，水煎服，日 1 剂。

间断续服 30 剂，停药后随访症状未见明显反复，嘱患者积极进行关节功能锻炼。

病例分析： 本患者因先天禀赋不足，加之起居不节，不慎外感风寒湿热之邪，湿性缠绵，易袭下位，故见双下肢困重，乏力，病情缠绵日久不愈。治宜清热利湿通络。其曾多方求医未见明显好转，故除治其标外亦要注重补益肝肾精血固其本，不主张一味温补肾阳，根据阴阳互根互用原则，提倡阴阳双补。予天花粉、太子参、生地黄、熟地黄滋阴养血，炙鳖甲滋补肾阴，巴戟天补肾温阳。胡荫奇教授认为炙鳖甲有滋阴潜阳、软坚散结的作用，现代研究认为其可增加胶原降解，有抑制动物结缔组织增生的作用，可用于强直性脊柱炎早期，防止出现椎体韧带钙化，控制病情进展。予土茯苓、漏芦、草薢、苦参、土贝母、地榆清热利湿，凉血解毒；又予乌药、羌活、穿山龙、鸡血藤祛风除湿，行气活血，通络止痛。患者不慎外感风寒后出现畏风寒表现，考虑风寒客于经络，加用祛风散寒之品，如细辛、蜈蚣、乌梢蛇。若脊背部疼痛可配合使用延胡索、檀香、乌药等理气通络之品。

病案 2

患者邓某，男性，29 岁。

初诊： 2010 年 11 月 16 日。主诉：右髋关节疼痛伴腰部活动受限 11 年余。

现病史：患者 11 年前无明显诱因出现右髋关节疼痛，10 年前在上海交通大学医学院附属瑞金医院经检查诊断为"强直性脊柱炎"。至上海中医药大学附属龙华医院口服中药汤剂 1 个月余，效果不明显，后又至复旦大学附属华山医院，接受柳氮磺吡啶片及双氯芬酸钠缓释片口服治疗，因畏惧西药不良反应，未规律服用。8 年前患者出现腰部活动受限，弯腰困难，夜间翻身困难。3 年前出现颈部疼痛伴有活动受限。患者疼痛时偶尔服用双氯芬酸钠缓释片止痛，未服用其他药物治疗。近日来右髋疼痛加重，右膝关节亦出现疼痛，下蹲困难，跛行。遂求中医系统治疗。

查体：脊柱后突、侧弯。颈椎活动度受限，前屈 15°、后伸 5°、左转 5°、右转 5°，腰椎活动受限，指地距 47 cm，枕墙距 11 cm，胸廓活动度 3 cm。Schober 试验 0.5 cm，左侧 "4" 字试验 (−)、直腿抬高试验 (−)，右侧 "4" 字试验 (＋)、直腿抬高试验 (＋)，骨盆挤压、分离试验 (−)，左髋活动尚可，右髋活动受限，双膝关节活动度正常，无肿胀，双侧浮髌征 (−)。舌质暗红，苔薄黄腻，脉滑细。

既往史：无特殊。

辅助检查：HLA − B27 (＋) (上海市血液中心免疫遗传研究室，2004 年 6 月 9 日)。

诊疗思路：患者为青年男性，以右髋关节疼痛伴腰部活动受限为主要表现，故可辨为痹病。肝主筋，肾主骨，患者先天禀赋不足，肝肾精血亏虚，风寒湿之邪乘虚外侵，痹阻经络，留于筋骨关节而出现疼痛。肾虚、督脉阳虚，故见颈项疼痛，畏寒。气滞痰凝血瘀，痰瘀痹阻关节，故关节僵硬变形。舌质暗红，苔薄黄腻，脉滑细，属痰瘀痹阻之外象。四诊合参，辨为肝肾亏虚、痰瘀痹阻证，属本虚标实之证。

中医诊断：痹病（肝肾亏虚、痰瘀痹阻证）。

西医诊断：强直性脊柱炎。

治法：补益肝肾，理气化痰逐瘀。

处方：

蜈蚣 3 g	全蝎 3 g	僵蚕 10 g
鸡血藤 30 g	葛根 30 g	威灵仙 30 g
乌梢蛇 10 g	穿山龙 30 g	徐长卿 30 g
当归 10 g	乌药 10 g	延胡索 10 g
檀香 9 g	黄柏 12 g	草薢 20 g

上方服用 14 剂后，疼痛明显减轻。患者回原籍，以上方为基本方坚持服用。

病例分析： 本案属强直性脊柱炎后期，病邪痹久，肾虚督瘀，肝肾虚损。此时应使用虫类药物攻而通之，遂将蜈蚣、全蝎、乌梢蛇、僵蚕合而用之，以搜骨缝之风，剔骨骱之瘀，镇筋骨之痛。以乌药、延胡索、檀香配合加大理气止痛之力。然虫类之剂其性多燥，故配伍当归、鸡血藤、葛根等滋阴养血，既制其偏，又增其药效。同时以威灵仙、穿山龙、徐长卿等祛湿通经活络而止痹痛。诸药合用除痹止痛之效立见。

病案 3

患者贾某，女性，39 岁。

初诊：2010 年 11 月 12 日。主诉：腰骶部疼痛反复发作 6 年余，加重 1 个月。

现病史：患者 6 年前无明显诱因出现腰骶部疼痛，时轻时重，间断服用阿司匹林、双氯芬酸钠缓释片治疗。1 年前因腰骶部疼痛加重，先后于当地医院及北京某医院就诊，诊断为"强直性脊柱炎"。患者为求中医诊治来我院门诊，服中药汤剂及风湿祛痛胶囊，无显著改善。1 个月前患者腰骶部疼痛加重，伴胸骨部疼痛，夜间较重，翻身及坐起困难；今为求进一步系统诊疗，收入我科病房。

刻下症：腰骶部疼痛，翻身及坐起困难，夜间较重，伴胸骨部疼痛，晨僵，约持续 10 分钟，活动后缓解，右腕关节及左足踝部冷痛，畏风怕冷，咽痛，胃脘部冷痛，体倦乏力，纳眠可，小便调，大便 3～4 天 1 次。

查体：舌质淡暗，苔薄白腻，脉弦细滑。颈椎活动如常，腰椎前屈、后伸及左右侧屈稍受限，指地距 20 cm，枕墙距 0 cm，胸廓活动度 4 cm。Schober 试验（－），双侧"4"字试验（＋），双侧直腿抬高试验（－），骨盆挤压、分离试验（－），第二、三胸椎压痛，第十二胸椎、第一腰椎压痛，双下肢无水肿。

既往史：2002 年于哈尔滨市第五医院行左膝半月板缝合术。

辅助检查：*HLA - B27*（+）（2010 年 7 月 30 日，齐齐哈尔市红十字中心血站）。腰椎正、侧位 X 线检查未见明显异常，骶髂关节正位符合强直性脊柱炎影像表现。实验室检查示 CRP 14.44 mg/L，ASO 117.6 IU/ml，RF 7.7 IU/ml，ESR 10 mm/h（2010 年 10 月 6 日，齐齐哈尔市中医医院）。

诊疗思路：患者以腰骶部疼痛、胸骨部疼痛为主要表现，属于中医痹病之范畴。患者中年，先天禀赋不足，肝肾亏虚，加之脾虚失运，痰湿内停，影响经脉气血运行，血行不畅，痰瘀互结，痹阻经络，不通则痛，故见腰骶部疼痛；舌质淡暗，苔薄白腻，脉弦细滑，乃肝肾不足、痰瘀痹阻之象。四诊合参，本病辨为肝肾不足、痰瘀痹阻证。病属本虚标实。

中医诊断：痹病（肝肾不足、痰瘀痹阻证）。

西医诊断：强直性脊柱炎。

治法：补益肝肾，化痰逐瘀。

处方：

乌梢蛇 10 g	夏枯草 10 g	牛蒡子 15 g
檀香 10 g	乌药 10 g	延胡索 15 g
伸筋草 15 g	鸡血藤 30 g	炮山甲（代）6 g
葛根 30 g	狗脊 15 g	蜈蚣 2 条

| 威灵仙 15 g | 白芍 30 g | 徐长卿 15 g |
| 萆薢 20 g | 僵蚕 10 g | |

14 剂，水煎服，日 1 剂。

二诊：2010 年 11 月 26 日。后背部及胸骨处疼痛，右腕关节及左足踝部冷痛较前减轻，腰骶部疼痛不明显，翻身及坐起困难较前缓解，晨僵不明显，胃脘部冷痛及体倦乏力好转，仍有畏风怕冷，时咳嗽，吐少量白黏痰，纳眠可，小便调，大便可。舌质淡暗，苔薄白腻，脉弦细滑。

处方：

制南星 10 g	皂角刺 10 g	牡丹皮 15 g
生地黄 30 g	熟地黄 30 g	檀香 10 g
乌药 10 g	延胡索 10 g	鸡血藤 30 g
蜈蚣 3 条	僵蚕 10 g	葛根 30 g
威灵仙 15 g	夏枯草 10 g	炮山甲（代）6 g
炙鳖甲 30 g	土贝母 15 g	山慈菇 10 g

14 剂，水煎服，日 1 剂。

上方继服 14 剂后，患者症状缓解明显，出院回当地继续治疗。

病例分析：本案辨证属肝肾不足，痰瘀痹阻。故治疗以补益肝肾、化痰逐瘀、祛邪除痹为原则。方用狗脊、徐长卿以补肝肾、祛风湿、除痹痛；以皂角刺、制南星、山慈菇、僵蚕、夏枯草、牛蒡子等化痰散结通络；延胡索行气以助通痹；考虑痰瘀痹久易生热灼津，故给予萆薢等清热利湿，白芍、生地黄、熟地黄、牡丹皮等以养阴清热；鸡血藤、伸筋草配伍白芍又可养阴柔筋，缓解筋脉拘急。痰瘀乃有形之邪，故加用僵蚕、蜈蚣等以搜络剔邪，加强通络祛邪止痛之功效。以上诸药，配伍得当，遂临床效果显著。

三、干燥综合征

病案 1

患者孙某，女性，66 岁。

初诊：2008 年 7 月 21 日。主诉：口眼干燥 5 年余。

现病史：患者 2003 年出现口眼干燥，进食硬物需用水送下，在北京协和医院确诊为"干燥综合征"，给予雷公藤多苷片口服治疗，后因出现肝功能异常而停服。之后未系统治疗，症状无明显缓解。

刻下症：口眼干燥，进食硬物需用水送下。鼻流浊涕，咳痰色黄，质黏。时有胸闷、脘腹胀满。患者无发热，无关节肿痛，无皮肤干燥。纳差，寐可，二便调。

既往史：2007 年于濮阳油田总医院检查后诊断为"鼻窦炎，鼻息肉"，并于此院行手术治疗（具体术式不详）。

辅助检查（2003 年 10 月，北京协和医院）：抗 ENA 抗体谱（－）；RF 398.0 IU/ml；唾液流率 0，IgA 29 U/ml（＜14），B2 微球蛋白 0.7 μg/ml；总补体 61.5 U/ml；ANA、抗 ds-DNA、

抗着丝点抗体均阴性。唇腺活检示少许小涎腺组织，腺泡未见萎缩，导管轻度扩张，导管周围可见灶性淋巴细胞、浆细胞浸润。肺 CT 提示两侧胸膜斑，考虑与石棉有关。腹部 B 超（2005 年 11 月 18 日，濮阳油田总医院第十五分院）：①慢性胆囊炎；②左侧附件囊肿。纤维鼻咽喉镜检查（2008 年 2 月，濮阳油田总医院）：双侧中鼻道息肉样变。副鼻窦 MSCT 平扫：双侧上颌窦、右侧前组筛窦炎。（2008 年 6 月，濮阳油田总医院）高敏 CRP 278.5 mg/L，RF 220.8 IU/ml，ESR 100 mm/h，IgG 27.08 g/L。（2008 年 7 月，濮阳油田总医院）胸部 CT：①双侧胸膜增厚粘连、多发钙化；②双肺下叶部分纤维灶。就诊后查：ESR 60 mm/h，RF 210.0 IU/ml，CRP 239 mg/L，IgG 15.70 g/L。

体格检查：T 36.3 ℃，P 88 次/分，R 19 次/分，BP 125/80 mmHg。全身浅表淋巴结未触及肿大。五官无畸形，咽部充血，扁桃体无肿大。口腔可见多个义齿。双膝关节无肿胀，双侧浮髌试验（－），双膝关节活动度正常，屈伸时可触及骨摩擦感。双手握力：左 90 mmHg，右 75 mmHg。舌质暗红，苔薄白微腻，脉滑细，尺脉弱。

辨证思路：患者为中年女性，以口眼干燥为主症，属于中医痹病之"燥痹"范畴。患者中焦脾胃亏虚，气机不畅则见胸闷、脘腹胀满。气血生化乏源，机体失于润养则见口眼干燥。中焦脾胃运化失常，水湿停滞，生湿成痰则见鼻流浊涕，咳吐黏痰。水湿停聚，水液失去正常输布则加重口眼干燥症状。故本病可辨为脾胃两虚、津停气滞证。

中医诊断：燥痹（脾胃两虚、津停气滞证）。

西医诊断：①干燥综合征；②双侧上颌窦、右侧前组筛窦炎；③双侧中鼻道息肉术后。

治法：补脾益胃，滋阴行气。

处方：

石斛 15 g	半枝莲 15 g	麦冬 15 g
百合 15 g	山药 15 g	知母 10 g
党参 15 g	白术 12 g	陈皮 12 g
白芷 12 g	皂角刺 10 g	黄精 15 g
葛根 20 g	砂仁 9 g	远志 10 g
酸枣仁 12 g	生地黄 12 g	

14 剂，水煎服，日 1 剂。

二诊：2008 年 9 月 4 日。此方加减治疗 6 周，患者口眼干燥症状明显缓解。流涕咳痰症状消失。胸闷、脘腹胀满症状缓解。各关节不肿。舌质淡红，舌体胖大，边见齿痕，苔薄白，脉沉细略滑。复查指标：ESR 21 mm/h；RF 102.4 IU/ml。

患者十分欣喜，告诉我们来此就诊之前，当地的医生对中医治疗本病持怀疑态度。回家后用事实告知当地医生中医药治疗的神奇。后时有电话、网络联系，病情稳定。依其口述症状给予中药调整至今。

病例分析： 干燥综合征属中医"燥痹"范畴。"燥痹"一名乃当代医家路志正所立，他认为本病发生的主要病机乃阴血亏虚，津枯液涸。历来治疗多从滋阴润燥着手，脾主运化水液，升清而降浊，如若脾胃功能失调，气机郁滞，脾失升清，上焦亦失其"雾露之溉"之功，肌肉筋脉以及五官九窍失其润养，发为燥证。而观本患者舌象，舌体胖大，边见齿痕，且时有腹胀嗳气，考虑乃中焦脾胃运化失常，气机不畅，无以升清，五官九窍失于润养所致。故治疗上先以调理脾胃气机着手，兼以养阴润燥，故取得佳效。可见中医辨证论治之魅力所在。

病案 2

患者聂某，女性，57 岁。

初诊： 2009 年 5 月 7 日。主诉：口干、眼干 13 年，视物模糊近 1 个月。

现病史： 患者于 13 年前无明显诱因出现口干、眼干，时有发热，发热时全身关节疼痛。2005 年至清华大学第一附属医院就诊，诊断为"干燥综合征"。其间给予泼尼松及中药汤剂口服。1 个月前患者无明显诱因出现双眼视物模糊，左侧偏重。至清华大学第一附属医院眼科查眼底、头颅 CT 未见异常。考虑：①干燥综合征继发视神经脊髓炎可能性大；②多发性硬化？③特发性视神经炎？患者为求中医治疗，遂至我院。

刻下症见： 口干喜饮，口腔内多个牙齿脱落，猖獗龋。眼干无泪，双目视物模糊，左侧明显。双手掌心麻木，双下肢时有麻痛感。双手出现雷诺现象，指端皮肤硬化无弹性。自觉全身困重乏力，畏风寒。患者无发热，无头晕头痛，无恶心呕吐，无胸闷喘憋，无关节肿痛。纳寐尚可。小便调，大便质软成形，日行 1~2 次。

既往史：20 年前曾患肝炎（具体不详），已愈。2008 年 10 月因出现左侧手指麻木，查头颅 CT 提示"脑干低密度影，腔隙性脑梗死?"于门诊静滴川芎嗪、红花注射液等，症状缓解。

体格检查：T 36.0 ℃，P 72 次/分，R 18 次/分，BP 135/80 mmHg。全身皮肤黏膜未见黄染及出血点，全身浅表淋巴结未触及肿大。睑裂正常，眼睑无浮肿，双瞳孔等大等圆，对光反射存在并对称。左眼可有光感，视觉丧失，右眼视物模糊。耳郭无畸形，口唇无紫绀，猖獗龋，口腔内多个牙齿脱落。唾液腺、腮腺无肿大。周身皮肤干燥，未见皮疹。脊柱、四肢关节无肿大变形，各关节活动度正常。四肢肌肉萎缩，左侧上肢肌力Ⅳ级，左侧下肢肌力Ⅴ⁻级，右侧肢体肌力Ⅴ级。肌张力正常存在。生理反射存在，病理反射未引出。舌质红、少苔、少津、脉沉细。

辨证思路：患者为老年女性，其病以口眼干燥、视物不清为主症，属于中医痹病之燥痹范畴。患者久病，伤及肝肾。肝肾精血不足，双目失养则视物不清。肝肾阴液不足，清窍失养，则见口眼干燥。肝肾不足，精血匮乏，筋脉、肌腠失养则见肢体麻木。阴血亏虚，血行瘀滞，则见双手雷诺现象。故本病可辨证为肝肾不足，瘀血痹阻。舌质红，少苔，少津，脉沉细乃其外象。

中医诊断：燥痹（肝肾不足、瘀血痹阻证）。

西医诊断：①干燥综合征；②视力下降原因待查。

治法：补益肝肾，活血通络。

处方：

石斛 15 g	枸杞子 15 g	玄参 30 g
麦冬 15 g	土茯苓 15 g	决明子 20 g
茺蔚子 20 g	何首乌 20 g	川芎 10 g
泽兰 15 g	红花 15 g	太子参 15 g

14 剂，水煎服，日 1 剂。

服药期间，请我院眼科会诊，查眼底提示：右眼视野部分缺损，左眼原全视野黑矇缺损。诊断：①双眼白内障；②左眼黄斑病变。患者又至首都医科大学宣武医院神经内科、北京协和医院风湿免疫科就诊，均未明确解释视力障碍之原因。遂患者继服我院中药治疗。处方以上方为基础，随症加减。

二诊：2009 年 5 月 31 日。患者现双目视物模糊，但较入院时明显好转。口眼干燥，手指末端皮肤肿胀僵硬，双下肢麻痛感减轻，自觉乏力，近日无头晕头痛发作，纳寐尚可，二便调。舌质红，少苔，少津，脉沉细。再请眼科会诊：双目滤纸试验均为 0 mm。双眼视野较上次会诊时明显好转。右视野正常范围明显扩大，左眼原全视野黑矇缺损现已大部分修复。

处方：

莪术 12 g	土茯苓 15 g	土贝母 15 g
牡丹皮 15 g	石斛 15 g	川芎 15 g
黄精 12 g	麦冬 12 g	玄参 15 g
赤芍 15 g	鸡血藤 30 g	泽兰 10 g
蜈蚣 2 条	益母草 15 g	

14 剂，水煎服，日 1 剂。

三诊：2009 年 6 月 18 日。现自觉双目视力明显好转，仍有视物模糊。自觉下肢麻木感较前减轻，双手指僵硬感，握固差，猖獗龋，双手指末端皮肤硬化，各关节不肿。舌质红，少津少苔，脉沉细。仍属肝肾不足，瘀血痹阻。治疗仍以补益肝肾、滋阴润燥、活血通络为原则。

处方：

莪术 15 g	土茯苓 15 g	土贝母 15 g
牡丹皮 15 g	石斛 15 g	川芎 15 g
黄精 15 g	麦冬 12 g	玄参 15 g
赤芍 15 g	鸡血藤 30 g	泽兰 12 g
蜈蚣 2 条	益母草 15 g	桂枝 12 g

14 剂，水煎服，日 1 剂。

病例分析：本患者因干燥综合征长期在我院治疗。此次突发视力障碍，西医不能明确病因，故治疗受到限制。而中医学的基本特色是辨证论治。依其既往病史及相关表现，辨证为肝肾不足，瘀血阻络。肝开窍于目，肝脉精血亏虚，目窍失养；瘀血阻滞气血运行，更加重症状。故本案例的治疗依证而行，不受西医诊断的影响，方用石斛、麦冬、黄精、玄参、何首乌、太子参等滋阴养血；枸杞子、决明子、茺蔚子等养肝血，平肝阳；泽兰、红花、川芎等活血通络。药后视力恢复明显，遂治疗转以活血通络除痹为主。此次治疗，充分体现了中医辨证论治的优势所在。

四、系统性硬化症

病案 1

患者董某，女性，46 岁。

初诊： 2011 年 8 月 25 日。主诉：双下肢肿胀、皮肤发紧发硬 3 年，加重伴腰痛、双下肢酸沉无力 2 年。

现病史： 患者 3 年前因双下肢肿胀、皮肤发紧发硬 3 年就诊于当地医院，医院拟诊为"未分化结缔组织病？硬皮病？"，给予泼尼松片、甲氨蝶呤片、白芍总苷胶囊（具体用量不详）等药治疗半年，后患者自行停药。近 2 年症状逐渐加重，且伴有腰痛、双下肢酸沉无力，双手受凉后出现雷诺现象，曾进行理疗、中药等综合治疗，症状时轻时重。

刻下症见： 双下肢肿胀，双下肢前侧皮肤及双手伸侧发紧发硬，以右侧为甚，伴四肢无力，吞咽稍有困难，无法进食固体食物，畏风怕冷，受凉后双手出现雷诺现象，无恶寒发热，纳眠可，二便调。

既往史：30 年前曾患"脑膜炎"，经治疗 2 周后痊愈，否认高血压、冠心病、糖尿病病史，否认肝炎、结核病史，否认外伤、骨折史，否认输血史，否认药物及食物过敏史。

查体：双肺呼吸音清，双肺闻及少量干啰音。神经系统检查：双上肢肌力 Ⅴ 级，双下肢肌力 Ⅳ 级，肌张力正常，生理反射存在，病理反射未引出。专科情况：双下肢前侧皮肤及双手伸侧发紧发硬，脊柱无压痛，四肢关节无肿胀压痛，无畸形，受凉后双手出现雷诺现象。舌质暗红，苔薄白，脉沉细弦。

诊疗思路：患者以"双下肢肿胀、皮肤发紧发硬 3 年，加重伴腰痛、双下肢酸沉无力 2 年"为主症，故辨病属中医"痹病"范畴。患者先天正气不足，卫外不固，腠理不密，风寒湿邪趁隙外侵，湿性黏滞，留着于下，故见双下肢酸沉无力。邪郁不去，寒凝血瘀，瘀血痹阻于皮肤肌肉，皮肉失养，故见两下肢前侧皮肤及双手伸侧发紧发硬，《素问·痹论》云："痹在于骨则重，在于筋则屈伸不利，在于肉则不仁，在于皮则寒。"故患者畏风怕冷，受凉后两手出现雷诺现象，患者年近半百，天癸渐竭，肝肾渐亏，肝主筋，肾主骨，肝肾不足则筋骨失养，故见腰痛。患者舌质暗红，苔薄白，脉沉细弦。四诊合参，辨证当属肝肾亏虚、瘀血痹阻证。

中医诊断：皮痹（肝肾亏虚、瘀血痹阻证）。

西医诊断：①未分化结缔组织病？②硬皮病？

治法：补益肝肾，活血化瘀。同时配合中药泡洗治疗以活血通络除痹。

处方一：

独活 10 g	桑寄生 20 g	茯苓 20 g
桂枝 12 g	川芎 12 g	当归 10 g
赤芍 10 g	白芍 10 g	生地黄 20 g
秦艽 10 g	生黄芪 20 g	炙甘草 6 g
防风 6 g	怀牛膝 30 g	杜仲 20 g
穿山龙 20 g	鬼箭羽 10 g	积雪草 30 g
佛手 12 g		

7 剂，水煎服，日 1 剂。

处方二：

徐长卿 30 g	千年健 30 g	川牛膝 30 g
透骨草 30 g	桑枝 30 g	鸡血藤 30 g
松节 15 g	生甘草 12 g	积雪草 30 g
红花 15 g	赤芍 30 g	

4 剂，每剂煎至 1000 ml，泡洗用。

二诊：2011 年 9 月 1 日。患者双下肢肿胀、双下肢前侧皮肤及双手伸侧发紧发硬、四肢无力症状较前减轻，但吞咽仍稍有困难，无法进食固体食物，畏风怕冷，无恶寒发热，纳眠可，二便调。查体：双侧踝关节内侧稍有肿胀，压痛（＋）。

舌质暗红，苔薄白，脉沉细弦。继予补益肝肾、活血通络中药汤剂内服，同时予活血通络的中药泡洗。

处方一：

独活 10 g	桑寄生 20 g	茯苓 20 g
桂枝 12 g	川芎 12 g	当归 10 g
赤芍 10 g	白芍 10 g	生地黄 20 g
乌梢蛇 10 g	生黄芪 20 g	炙甘草 6 g
防风 6 g	怀牛膝 30 g	杜仲 20 g
穿山龙 20 g	鬼箭羽 10 g	积雪草 30 g
佛手 12 g	鸡血藤 30 g	

7剂，水煎服，日1剂。

处方二：

徐长卿 30 g	千年健 30 g	川牛膝 30 g
透骨草 30 g	桑枝 30 g	鸡血藤 30 g
松节 15 g	生甘草 12 g	积雪草 30 g
红花 15 g	赤芍 30 g	

3剂，每剂煎至1000 ml，泡洗用。

三诊：2011年9月5日。双下肢前侧皮肤及双手伸侧发紧发硬，吞咽稍有困难，四肢无力，面部及颈部皮肤时有瘙痒的症状较前稍有减轻，畏风怕冷，无恶寒发热，纳眠可，二便调。

患者服药10剂后症状已有较明显改善，治疗方案基本不变，前方继服月余，诸症改善，皮肤发紧及关节肿胀均消失，患者未服用免疫抑制剂及糖皮质激素类药物。

病例分析： 本病的治疗以独活寄生汤为主方，以补益肝肾、活血通络为法。方中独活祛风除湿，通痹止痛，性善下行，尤以腰膝、腿足关节疼痛属下部寒湿重者为宜。配伍防风、秦艽、桂枝祛风胜湿，蠲痹止痛，温通经脉。佐以桑寄生、杜仲、怀牛膝祛风湿兼补肝肾；当归、川芎、生地黄、赤芍、白芍补血和血；茯苓、甘草补气健脾，甘草兼调和诸药，加之黄芪益气固本，穿山龙善祛风湿、活血通络，黄芪、穿山龙、甘草又有类糖皮质激素样功效，可以增强肾上腺皮质功能。鬼箭羽破血通经，解毒消肿，可用以治历节痹痛，现代药理研究认为其有调节免疫功效，可用于治疗类风湿关节炎等自身免疫病。积雪草功善清热利湿，解毒消肿，其有效成分积雪草总苷有抗氧化和免疫调节作用。佛手理气和中，燥湿化痰，有行气导滞、调和脾胃之功，对吞咽困难有一定疗效。故全方祛邪扶正，标本兼顾，使气血足而风湿除，肝肾强而痹痛愈。

中药外洗方中，透骨草、松节祛风除湿，活血止痛，用于治疗筋骨拘挛的寒湿痹痛；徐长卿、千年健、川牛膝祛风湿，壮筋骨，止痛，善治筋骨痿软，肢节酸痛；桑枝善通利关节，尤善通上肢经络，对双手雷诺现象有效；鸡血藤行血补血，舒筋活络；赤芍、红花活血止痛，化瘀通络；积雪草解毒消肿；生甘草有类皮质激素样作用。煎剂外洗可以防止皮肤过敏。

本患者西医诊断不明，故现代医学治疗颇为棘手，而以中医内服外用综合治疗疗效满意，彰显了中医辨证论治的优势。

五、成人斯蒂尔病

病案 1

患者霍某，女性，26 岁。

初诊：2018 年 7 月 3 日。主诉：反复高热、咽痛伴关节痛 2 个月。

现病史：间断高热，以午前出现较多，近日体温最高39 ℃，发热时伴有咽痛，周身关节肌肉疼痛，恶寒，夜间汗出较多，神疲乏力，周身无皮疹，时有心悸。纳差，夜眠欠安，大便干，小便调。周身无皮疹，颌下可触及一肿大淋巴结，无压痛。舌暗红，苔白腻，脉弦。

中医诊断：热痹（气阴两虚、湿热痹阻证）。

西医诊断：成人斯蒂尔病。

治法：益气养阴，清热利湿。

处方：

柴胡 10 g	太子参 30 g	炙鳖甲（先煎）30 g
地骨皮 15 g	紫苏梗 10 g	生黄芪 15 g
青蒿 15 g	白薇 30 g	穿山龙 30 g
生石膏 30 g	知母 10 g	寒水石 30 g
柏子仁 10 g	荆芥 10 g	防风 10 g

14 剂，水煎服，日 1 剂。

西药：口服硫酸羟氯喹片 200 mg/次，2 次/日；醋酸泼尼松龙片 10 mg/次，每日晨起顿服。

二诊：2018 年 7 月 17 日。药后夜间出汗减少，自觉午后常有低热，测体温正常，仍有乏力感，周身关节时有游走性疼痛，咽痛，无皮疹。自觉药后胃部不适，时有呃逆。前方减白薇、寒水石、炙鳖甲、柏子仁、青蒿，加姜半夏 10 g、旋覆花 10 g、炮姜 6 g、银柴胡 10 g、桂枝 10 g、党参 15 g，继服 14 剂。西药同前。

三诊：2018 年 8 月 1 日。近日患者早晨 7～10 点及晚间 8～9 点时有发热，体温最高 38.2 ℃，自觉咽痛不适，双手近端指间关节、腕关节、肘关节游走性疼痛，无关节肿胀。周身无皮疹，时有汗出，口干，纳眠可，二便调。

处方：

黄精 30 g	太子参 30 g	银柴胡 10 g
党参 15 g	白术 15 g	茯苓 30 g
柴胡 10 g	生黄芪 15 g	地骨皮 15 g
知母 15 g	葛根 30 g	穿山龙 15 g
白芍 30 g		

14 剂，水煎服，日 1 剂。

西药同前。

四诊：2018 年 8 月 15 日。患者自觉身热未减，多在中午出现，测体温较前已有好转，最高 37.7 ℃，畏风恶寒，咽痛好转，易汗出，口干，周身关节疼痛减轻，纳眠可，二便调，夜寐安。

处方：

太子参 30 g	党参 15 g	葛根 30 g
升麻 10 g	炒杏仁 10 g	白豆蔻 10 g
薏苡仁 15 g	金银花 15 g	柴胡 10 g
荆芥 10 g	徐长卿 15 g	丹参 15 g
防风 10 g	地骨皮 15 g	青蒿 15 g
白术 15 g		

继服 14 剂。

西药同前。

五诊：2018 年 11 月 7 日。药后关节疼痛缓解，体温正常，未出现发热。自觉时有耳鸣，汗出，纳眠可，二便调。

病例分析：患者以"反复高热、咽痛伴关节痛 2 个月"为主症，辨病当属中医"热痹"范畴。患者为青年女性，素体正气不足，气阴亏虚，阴虚则生内热，故见发热，夜间出汗，眠差。加之起居饮食不慎，风湿热邪乘虚袭入，痹阻于经络、关节，故见周身关节肌肉疼痛。湿热痹阻于经络郁而发热，故可见时有发热。舌暗红，苔白腻，脉弦，亦为湿热之表现。四诊合参，辨证应属气阴两虚、湿热痹阻证。

本案治宜益气养阴，清热利湿通络，予青蒿鳖甲汤加减。药用太子参、生黄芪、炙鳖甲益气养阴；紫苏梗理气宽中，防益气养阴药之滋腻；柴胡、地骨皮、青蒿、白薇清透虚热；知母、生石膏、寒水石为甘、辛、咸寒之品，可清泻实火；胡荫奇教授喜用穿山龙、知母作为常用对药治疗成人斯蒂尔病，两者配伍可共同起到祛风除湿、清热泻火、凉血活血通络的作用。穿山龙主要成分为薯蓣皂苷等多种甾体皂苷，在体内有类似甾体激素样作用，水煎剂有免疫调节作用。知母含有知母皂苷、知母多糖等，动物实验认为其有防治大肠杆菌所致高热的作用，还可明显减轻糖皮质激素所产生的副作用。又予荆芥、防风祛风解表。眠差、便干，予柏子仁既养心安神，又润肠通便。四诊患者出现畏风恶寒，头身痛，身热不扬，午时发热，考虑为湿温初期，予加用三仁汤，效甚佳，故治疗成人斯蒂尔病不可拘泥于青蒿鳖甲汤。

病案 2

患者孙某，女性，50 岁。

初诊：2010 年 10 月 22 日。主诉：间断发热、关节疼痛、起皮疹 10 个月余。

现病史：患者 10 个半月前无明显诱因出现发热，体温波动于 37.3 ~ 37.6 ℃，体温升高多发生于夜间，伴咽痛、咳嗽、咳痰，间断出现腕关节、肩关节、膝关节、踝关节游走性疼痛，无肿胀。先后于当地医院静滴利巴韦林、氨曲南、阿奇霉素、氧氟沙星、地塞米松注射液，病情略好转。其后于吉林大学白求恩第三临床医学院就诊，先后静滴加替沙星、依替米星、多索茶碱、氨溴索注射液后症状好转，但患者出现皮疹，予甲强龙静滴并口服后皮疹消退。因病情加重，分别于2010年2月24日至3月29日、7月21日至7月29日两次在某医院住院治疗，住院期间确诊为"成人斯蒂尔病"，并予甲强龙、地塞米松静滴，配合甲氨蝶呤片口服，后地塞米松逐渐减量，改为泼尼松片口服。第二次住院期间给予乳酸左氧氟沙星氯化钠静滴，并将甲氨蝶呤片改为雷公藤多苷片口服。出院后患者无明显发热，但全身关节、肌肉游走性疼痛。

刻下症见：周身肌肉、关节疼痛，双下肢酸沉，伴有胸闷气短，咳吐白色泡沫样痰，体倦乏力，时有潮热汗出，纳眠差，小便调，大便质稀，每日2~3次。舌质暗红，苔薄黄腻，脉沉细。现服用醋酸泼尼松片17.5 mg/次，3次/日；雷公藤多苷片20 mg/次，3次/日；葡醛内酯片200 mg/次，3次/日。辅助检查：血常规、血清铁蛋白未见明显异常。尿常规加沉渣示 RBC 36.40/μL，EC 22.00/μL，CAST 6.35/μL，余未见异常。既往史：既往对青霉素过敏。余无特殊。

诊疗思路：患者以关节、肌肉疼痛，下肢酸沉，胸闷气短乏力，时有发热汗出为主要临床表现，考虑乃外感湿邪。湿邪重浊下行，则有下肢酸沉；湿邪痹阻经脉，气血运行不畅，肢体关节失于气血濡养，则有肢体关节肌肉疼痛、乏力。湿邪痹阻气机，则见胸闷；湿性黏腻，郁久生热，湿热互结则有发热汗出。故本病应辨证为湿热痹阻。

中医诊断：热痹（湿热痹阻证）。

西医诊断：成人斯蒂尔病。

治法：燥湿清热，和解表里。

处方：

柴胡 12 g	黄芩 10 g	法半夏 6 g
党参 10 g	厚朴 10 g	茵陈 30 g
薏苡仁 30 g	陈皮 12 g	连翘 20 g
青蒿 20 g	白茅根 30 g	苍术 10 g
白术 10 g	竹茹 10 g	秦艽 10 g
僵蚕 10 g	穿山龙 20 g	

10 剂，水煎服，日 1 剂。

二诊：2010 年 11 月 4 日。上方服用 10 剂，患者胸闷气短症状较前明显减轻，双下肢酸沉、体倦乏力较前改善，夜间周身肌肉、关节酸胀不适症状明显，影响睡眠，晨起时咳吐白色泡沫样痰，量较多，时有潮热汗出，口苦纳差，小便调，大便质稀，每日 2 ~ 3 次。舌质暗红，苔薄黄腻，脉沉细。

处方：

柴胡 12 g	黄芩 10 g	法半夏 12 g
党参 10 g	厚朴 10 g	苍术 10 g
白术 10 g	薏苡仁 30 g	陈皮 12 g
连翘 20 g	茵陈 30 g	苏梗 12 g
茯苓 30 g	竹茹 20 g	枳壳 18 g

地骨皮 30 g　　　鸡血藤 30 g　　　炒酸枣仁 20 g

生甘草 6 g　　　木瓜 30 g

7 剂，水煎服，日 1 剂。

三诊：2010 年 11 月 10 日。上方服用 6 剂后，患者胸闷气短症状已不明显，双下肢酸沉、体倦乏力较前改善，夜间周身肌肉、关节酸胀不适较前减轻，晨起时咳吐白色泡沫样痰较前好转，时有潮热汗出，纳差，小便调，大便质稀，每日 2 次。舌质暗红，苔薄黄腻，脉沉细。现患者症状好转，可出院，仍以前方加减治疗。

处方：

柴胡 12 g	黄芩 10 g	法半夏 12 g
党参 10 g	厚朴 12 g	苍术 10 g
白术 10 g	薏苡仁 30 g	陈皮 12 g
连翘 20 g	栀子 10 g	淡豆豉 10 g
百合 30 g	生地黄 20 g	炒酸枣仁 20 g
生甘草 6 g	木瓜 30 g	炙甘草 6 g
浮小麦 30 g	大枣 10 g	檀香 6 g

病例分析：本案的治疗以柴平汤加减为主。柴平汤始见于《内经拾遗方论》，由小柴胡汤与平胃散合方而成。其功效为燥湿除痰，和解表里，主治湿疟脉濡，一身尽痛，手足沉重，寒多热少。方中柴胡、黄芩苦寒清透，除少阳邪热；半夏辛温通降，合上两药开泻半表半里气机；党参、陈皮、苍术、白术

等健脾利湿；竹茹、茵陈、枳壳、栀子等清利湿热；薏苡仁、木瓜等驱除留滞经脉之湿热之邪。青蒿、百合、淡豆豉等清虚热。诸药合用，尽显中医辨证论治之精髓。

病案 3

患者岳某，女性，36 岁。

初诊： 2010 年 8 月 25 日。主诉：反复发热伴四肢关节、肌肉疼痛 15 年余。

现病史：患者 15 年前受凉后出现发热、鼻塞流涕，于当地医院治疗后，鼻塞流涕症状消失，但发热症状反复出现。发热时伴四肢关节、肌肉疼痛。12 年前再次发热，伴有咽痛，面部及周身淡红色皮疹，四肢关节肌肉疼痛，至北京协和医院未明确诊断，医生予泼尼松片口服减轻炎症反应。9 年前患者无明显诱因再次出现高热，至北京协和医院诊为"风湿病"，医生再次予泼尼松片及甲氨蝶呤片口服，病情好转后坚持服用泼尼松片。6 年前患者又出现高热，至北京协和医院诊断为"成人斯蒂尔病"，医生予醋酸泼尼松片及甲氨蝶呤片口服，症状好转后出院并坚持于北京协和医院门诊治疗。醋酸泼尼松片由 30 mg 减量至 20 ~ 25 mg 时患者即出现发热，故该药以 30 mg/次、1 次/日的剂量服用至今。为求激素减量遂至我院门诊。现患者左侧腰部肌肉疼痛明显，皮肤碰撞后易致皮下出血，体倦乏力，无发热，无明显咽痛，全身未见皮疹，偶有胸闷，无头痛、头晕，纳眠可，二便调。

查体：舌质红，有裂纹，苔薄黄，脉弦细；四肢关节无肿胀及压痛，双侧"4"字试验（－），双侧直腿抬高试验（－），双侧浮髌征（－）；肌肉无萎缩及压痛。

辅助检查：WBC 17.72 × 10⁹/L，HGB 75.2 g/L，HCT 0.285，LYM 12.12%，NEUT% 84.91，NEUT# 15.05 × 10⁹/L，余未见明显异常；凝血四项中，Fib 5.36 g/L，余未见异常；ESR 47 mm/h；生化、抗原检查中，ALB 34 g/L，A/G 1，LDH 294 U/L，HBDH 196 IU/L，CK 12 U/L，CRE 43 μmol/L，GLU 2.95 mmol/L，ApoA1 0.93 g/L，CRP 74.4 mg/L，Ca^{2+} 2.01 mmol/L，余未见异常；血清铁蛋白 746 μg/L。

诊疗思路：患者为女性，以发热及四肢关节、肌肉疼痛为主症，故辨病为痹病（热痹）。患者正气虚弱，感受湿热之邪，邪客于关节，痹阻经脉，使气血运行不利，郁而化热，故见发热及关节、肌肉疼痛。患者因反复发热，日久不愈，耗伤气阴，故出现体倦乏力之症；舌质红，有裂纹，苔薄黄，脉弦细，为气阴两虚、湿热痹阻之象。四诊合参，本病应辨为气阴两虚、湿热痹阻证，治宜扶正祛邪为主。

中医诊断：热痹（气阴两虚、湿热痹阻证）。

西医诊断：成人斯蒂尔病。

治法：益气养阴，清热利湿。

处方：

青蒿 30 g	炙鳖甲 10 g	生地黄 20 g

知母 10 g	柴胡 18 g	黄芩 10 g
法半夏 6 g	党参 10 g	牡丹皮 12 g
生黄芪 20 g	当归 10 g	白薇 30 g
葛根 30 g	半枝莲 15 g	连翘 20 g
生甘草 6 g		

14 剂，水煎服，日 1 剂。

患者因长期服用糖皮质激素，导致消化道溃疡，进而继发贫血，遂建议患者渐停激素口服，以中药汤剂口服为主控制病情。渐停激素过程中，一度出现发热，体温最高 38.6 ℃。仍以上方为基础，给予养阴清热、益气补血治疗。患者服用中药汤剂近 60 剂后，激素停用，病情稳定，无发热、关节肿痛等表现。复查血清铁蛋白 550 μg/L。患者近日电话告知病情稳定，不胜感激。

病例分析： 成人斯蒂尔病的西医治疗以糖皮质激素为主，但多需要长期维持，容易出现感染、消化道溃疡、骨质疏松等副作用，且减量过程中易导致病情反复。其治疗存在着一定弊端。而我们认为本病发生的病因病机乃伏热内蕴，复感温热病邪，引动伏邪合而为病。正气亏虚是疾病发生的内在病因，湿热内伏为其病机转化的关键，外邪相引是发病的必要条件，气阴两虚、湿热互结是病情反复发作之源。所以益气养阴、清热利湿乃本病之治疗大法。治疗时多以青蒿鳖甲汤加减治疗，临床疗效较为满意。